JN010294

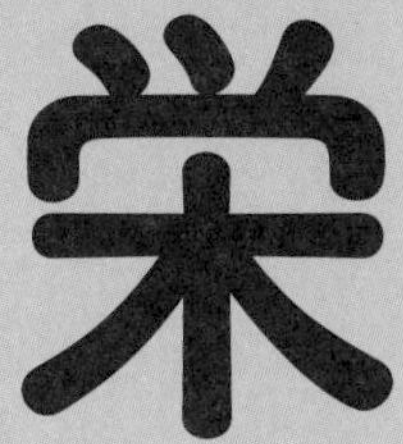

サクッとわかる

栄養学

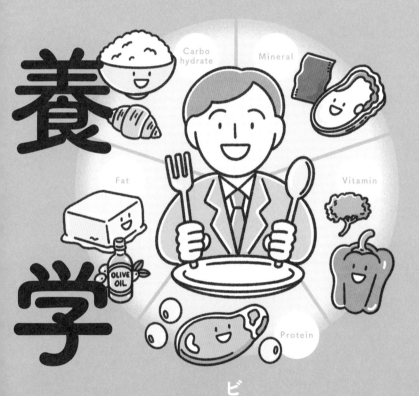

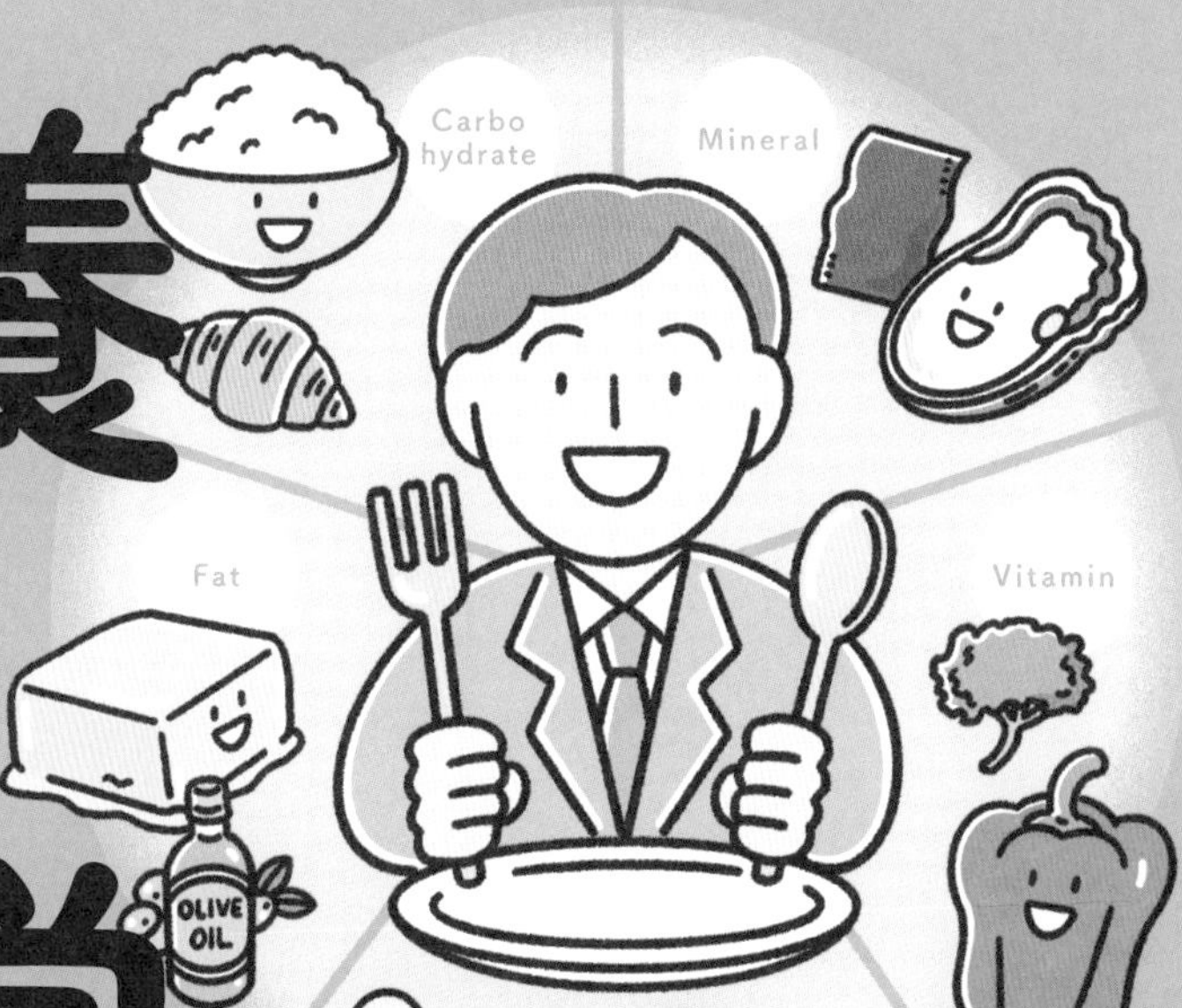

ビジネス教養

飯田薫子 監修
お茶の水女子大学大学院教授

新星出版社

はじめに introduction

真偽のわからない「健康情報」であふれる現代では正しい栄養学の知識があなたの健康を守る

400万年以上ある人類の歴史は、飢餓との戦いであったといわれます。好きなものを好きなときに食べられるようになったのはここ100～200年程度の話で、人類は始まって以来、空腹を満たし生きのびるために、必死の努力で食糧を手に入れてきました。

一方で現代では、食べたい物をいつでも食べられるようになりました。食事には多くの選択肢が与えられることになり、そうなると当然「何を、いつ、どのくらい、どんなふうに食べるとよいのか」とか「選んだ食品にはどんな成分が含まれているのか」といった疑問が生まれます。その答えを導くために生まれた学問が栄養学です。

私たちは子どものときから、食事や栄養について学ぶ「食育」を受けてきました。そのため、丈夫な体を作ったり、健康で元気に働いたりするためには、日ごろの運動と栄養バランスのとれた食事が大切であることを知っています。ところが、体と食事が密接に関わることが広く知られるにつれ、「○○を食べると健康によい」とか「○○を食べればやせる」などといった怪しい情報が巷にあふれるようになり、その真偽を見極めるのがどんどん難しくなってきました。こうした情報を正しく判断するためには、食事や栄養素が持つ働きや役割を正しく理解し、それをどのようにとるべきかを理由とともに知る、まさに栄養学の視点が欠かせないのです。

栄養学は時代とともに変化していく学問です。たとえば戦前や戦後すぐの時代は、十分な栄養がとれずに体力が落ち感染症にかかる人が多くいたため、栄養価の高い、すなわち高エネルギーの食品を摂取することが推奨されました。ところが現代は肥満者の増加が問題となっており、適度にエネルギー摂取を制限する必要性が唱えられています。このように社会の構造や人々の生活スタイルの移り変わりによっても、栄養学は変化していくのです。

本書では栄養学の基本的な知識から最近のトピックスまでをとり上げ、わかりやすく学べるように解説しました。この本が読者の知的好奇心を満たし、そして健康維持に役立てることができたら幸いです。

お茶の水女子大学 教授　飯田薫子

サクッとわかるビジネス教養　栄養学

CONTENTS

Chapter 3

体を鍛えたい人のための栄養学

Chapter 4

肥満が気になる人のための栄養学

STAFF

デザイン　鈴木大輔・仲條世菜
（有限会社ソウルデザイン）

イラスト　長野美里

DTP　高八重子

執筆協力　小宮千寿子

編集協力　岡田直子・礒淵悠
（有限会社ヴュー企画）

Chapter 5

生活を豊かにする栄養学

栄養学の知識が

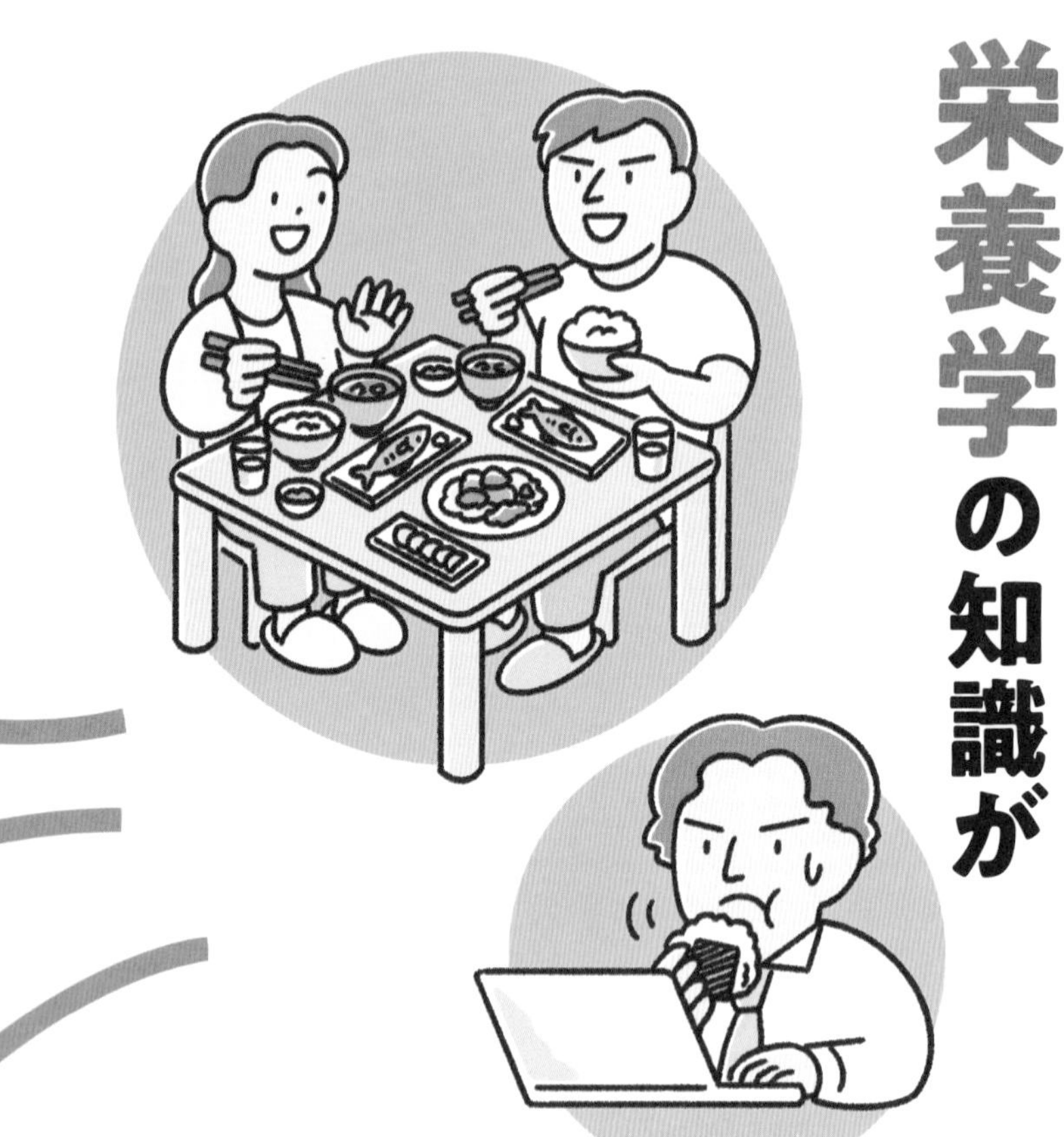

「私たちは、食べた物でできている」

毎日を健康に生きるためには、食べ物がいかに重要かを考えさせられる言葉です。

栄養学はまさに、何をどう食べたら健康的な体づくりができるかを研究する学問。栄養学の知識があれば、健康な体を維持して、仕事はもちろん、運動、趣味などのパフォーマンスを最大限にアップし、充実した日々を送ることができます。栄養の研究は日進月歩です。最新の情報をキャッチして、健康生活に役立てていきましょう。

ビジネスのパフォーマンスを上げる!!

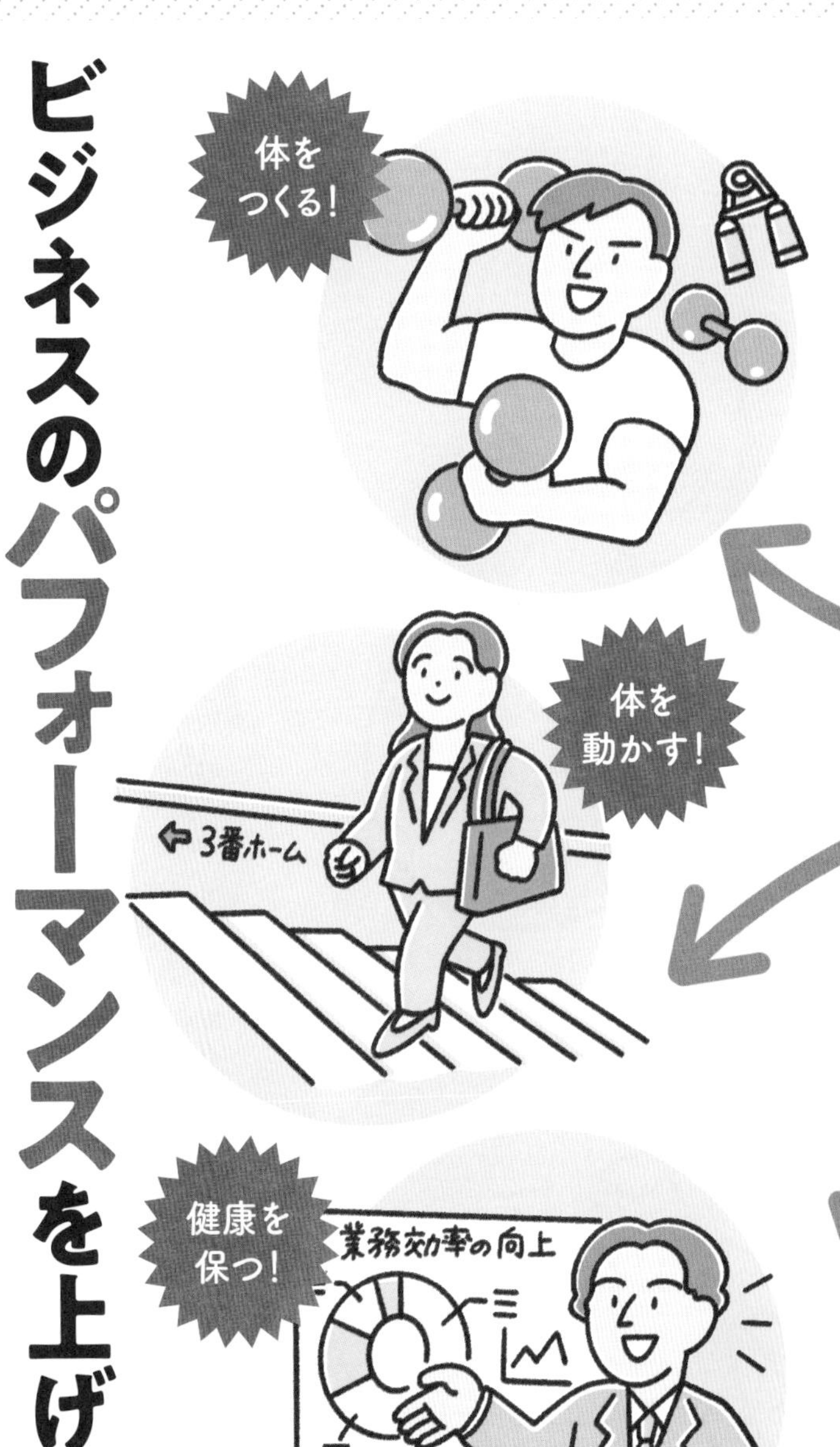
体を
つくる!
体を
動かす!
3番ホーム
健康を
保つ!
業務効率の向上

正しい知識を身につけて自分の健康を守ろう！

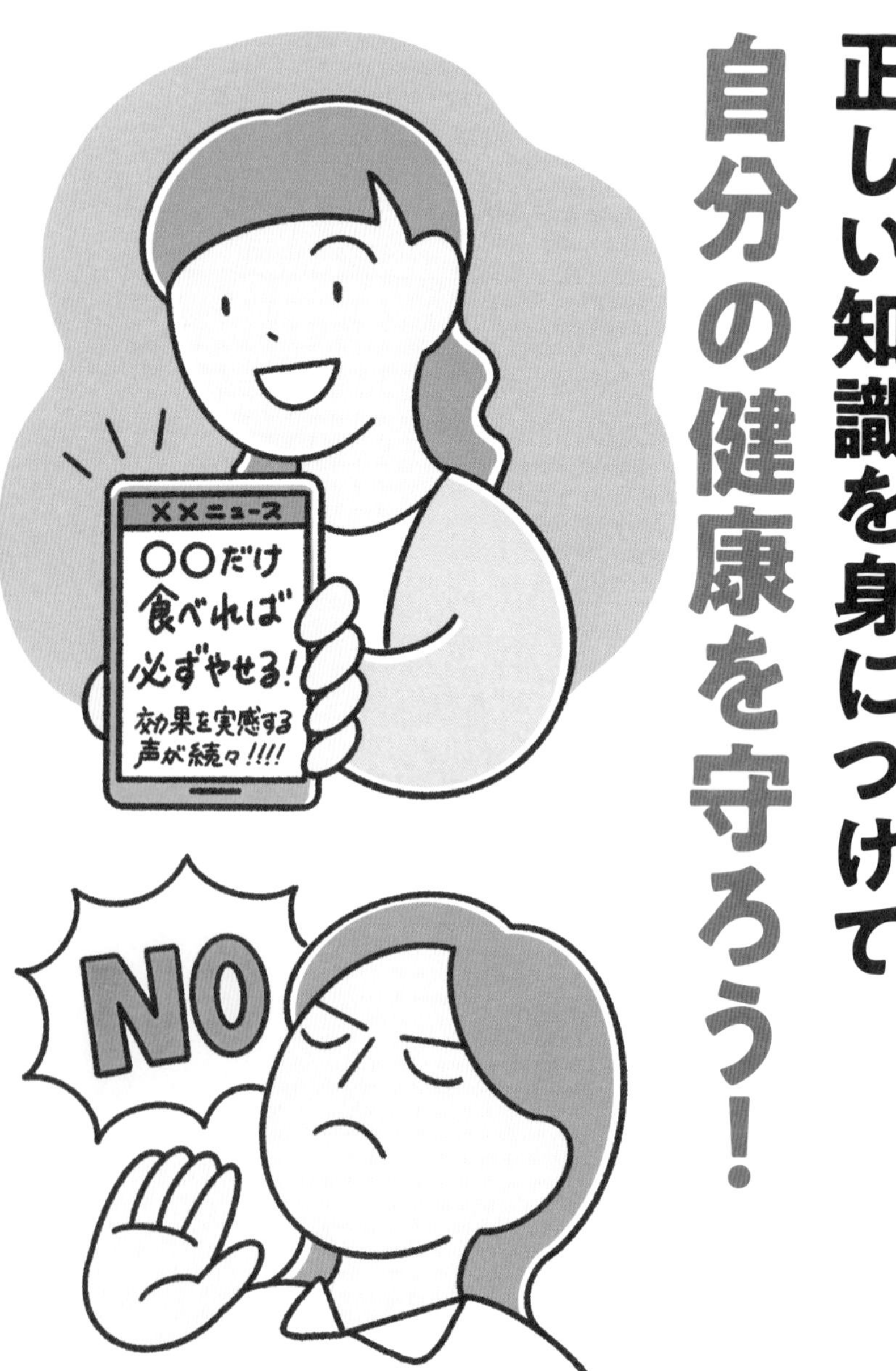
××ニュース
○○だけ
食べれば
必ずやせる!
効果を実感する
声が続々!!!!
NO

信頼できる情報源は?

一番信用できるのは、厚生労働省や国立栄養研究所など、国の機関が発信している情報です。また、病院や大手食品メーカーが発信する、医師や管理栄養士が監修しているサイトなどもあります。間違った情報は病院や企業の信用に関わるため、吟味された情報が掲載されているのです。

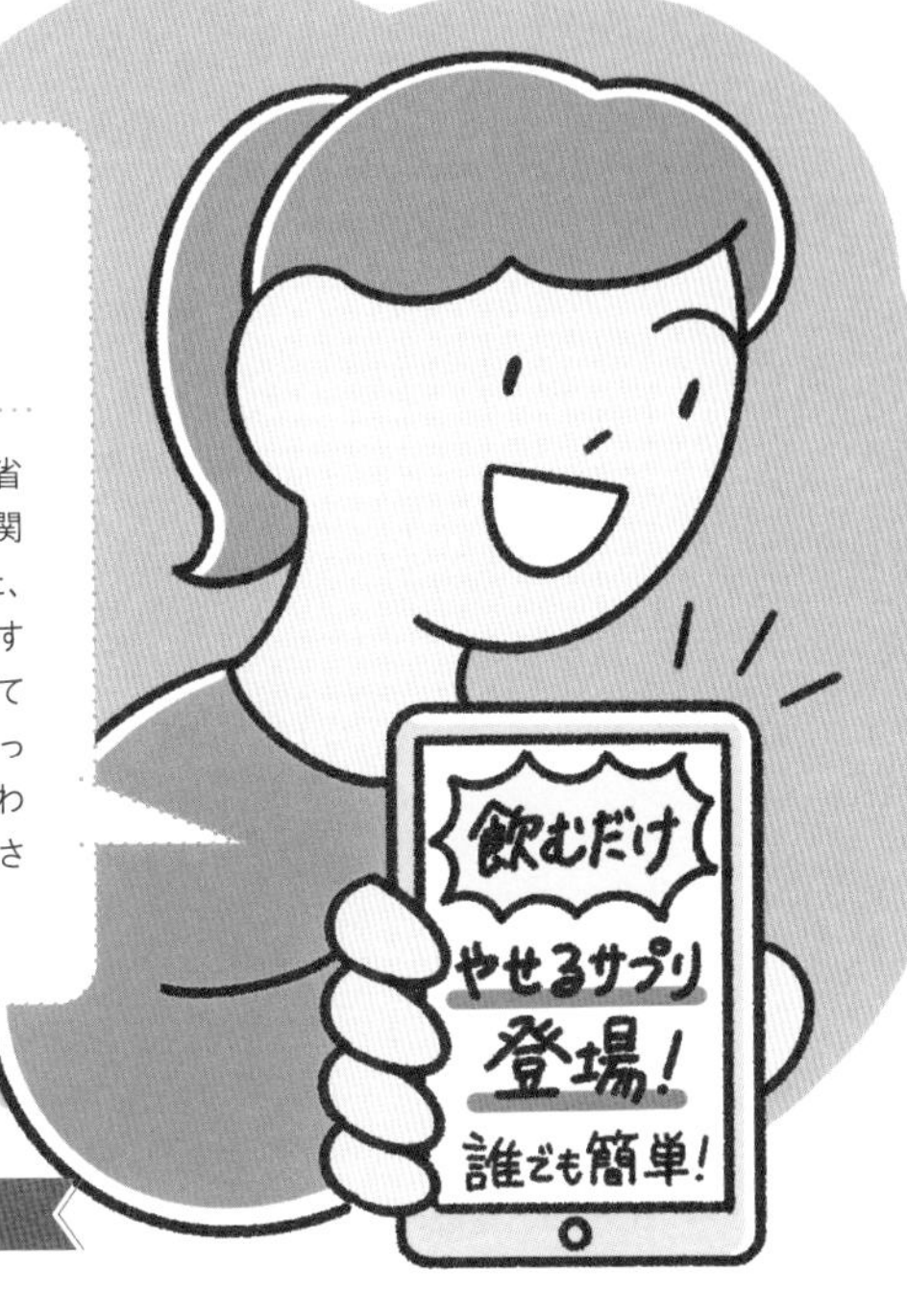

本書でデータを参考にしたサイト

- **厚生労働省**

  「日本人の食事摂取基準（2020 年版）」
  「日本食品標準成分表 2020 年版（八訂）」
  「令和元年国民健康・栄養調査報告」
  など

巷（ちまた）にはさまざまなダイエット情報があふれています。時々、「これだけ食べていればやせる」というダイエット方法がブームになったりしますが、少しでも栄養学の知識があれば、それはあり得ないことがわかるはずです。1つの食品から必要な栄養素をすべて補うなんてことはできません。

ダイエットを成功させるためには、まずは正しい知識を身につけること。基礎知識があれば、怪しげなダイエット情報に振り回されなくなります。

いませんか？

集中力を高めたい

便秘

肥満

肥満は生活習慣病のもと。
早めの対策が必要です。
そもそもどうして脂肪がつくのか、
このままだと何がいけないのかを
知ったうえで、ダイエットに
チャレンジしてみましょう。

Chapter 4

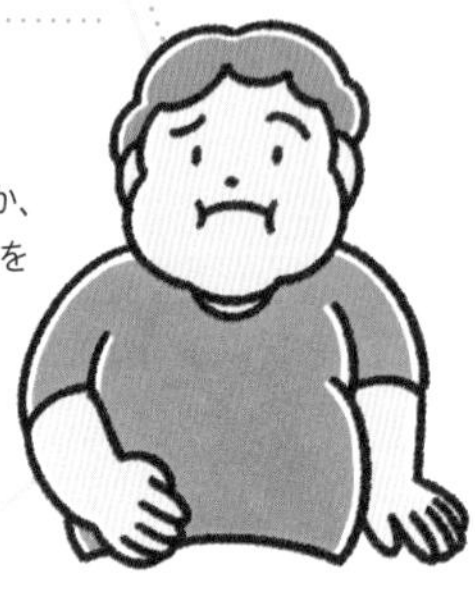

が糸口をます！

老化が気になる

お肌などの老化の原因のひとつとなるのが、
活性酸素です。野菜やワインなどに
含まれるポリフェノールは
活性酸素を除去する抗酸化作用を持ち、
老化防止効果があります。
お肌の老化防止も
期待できるかもしれません。

P.128

二日酔い

どうして飲み過ぎると
二日酔いになるのでしょうか？
その理由は多岐にわたります。
最新の研究を踏まえつつ、二日酔いを
できるだけ早く解消する方法をお伝えします。

P.138

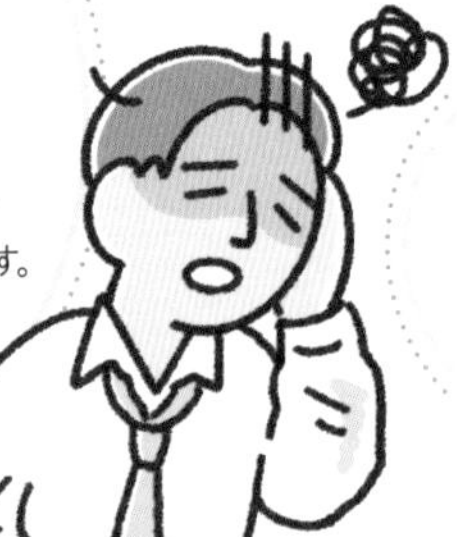

記憶力の低下

こんなこと、困って

栄養学解決の見つけ

骨粗鬆症

スタミナ不足

運動後の激しい疲労にお悩みですか？
体を動かすにはエネルギーが必要です。
エネルギーとなる三大栄養素の
働き方の違いや摂取する
タイミングを知っておくことが
解決の糸口になるはずです。

▼
P.84

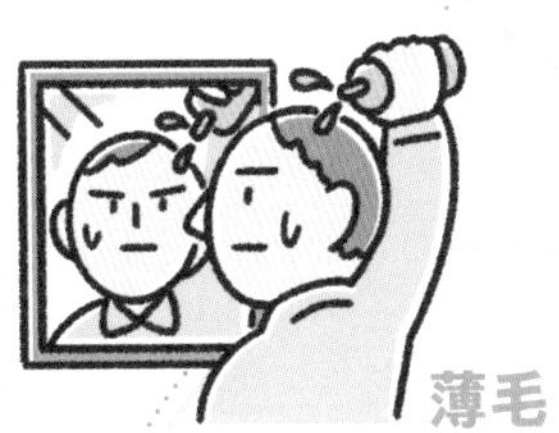

薄毛

昔はよく「海藻をとりましょう」と
いわれていましたが、実は、海藻は
栄養学的にはそこまで
効果が認められていません。
海藻より効果的な食べ物や対処法を知り、
お悩み改善に役立ててください。

▼
P.146

貧血

ミネラルの鉄が体内で不足すると
起こるのが、鉄欠乏性貧血です。
鉄やカルシウムなどのミネラルが
生体の健康を維持するうえで
どのような役割を担っているのか、
見てみましょう。

▼
P.60

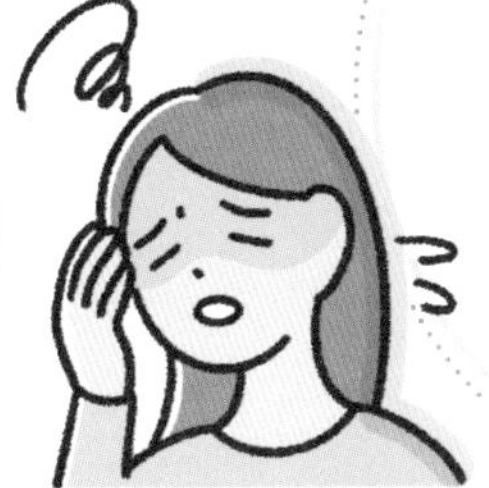

味覚障害

COLUMN

栄養学の歴史

「食べ物で治せない病気は、医学でも治せない」

食事の重要性を説いたこの言葉は、紀元前400年ごろ、古代ギリシャの医学者ヒポクラテス（紀元前460年ごろ - 紀元前370年ごろ）が提唱しました。栄養学は約2500年前にヒポクラテスが始めたとされます。ヒポクラテスはさらに「病気は食事療法と運動によって治療できる」とも語っています。

ローマ時代に医師として活躍したガレノス(130-200年ごろ)は、摂取した食べ物が生体内の熱によって利用されると考え、食事の大切さを重視しました。食べ物が健康や病気治療に大切であるとする考え方が継承されていきました。

18世紀になると、フランスのラボアジェ（1743-1794年）が、呼吸で体内にとり入れた酸素が食べ物を燃焼し、炭酸ガスと水になることを証明。体内におけるエネルギー代謝を解明する糸口を発見しました。

1827年には、イギリスのプラウト（1785-1850年）が牛乳成分から、糖質、たんぱく質、脂質の三大栄養素の分離に成功。続いて1883年、アメリカのアトウォーター（1844-1932年）が栄養素の熱量は糖質4 kcal、脂質は9 kcal、たんぱく質4 kcalであることを発見し、現在もエネルギー量計算に用いられているアトウォーター係数を定めました。

三大栄養素以外に、ヒトにとって重要な栄養成分があることを発表したのは、イギリスのホプキンス（1861-1947年）でした。これがのちのビタミン発見につながり、栄養学が発展するきっかけとなりました。

Chapter

1

エネルギーと栄養

この章では、ヒトの体を動かす
エネルギーについて解説します。
私たちが口にした食べ物は、
胃や腸で消化・吸収されます。
では、吸収された栄養素は一体どのようにして
エネルギーになるのでしょうか？
食事の持つ働きや、栄養とエネルギーの
関係について学びましょう。

Q Question

そもそもどうして食事をしなきゃいけないの?

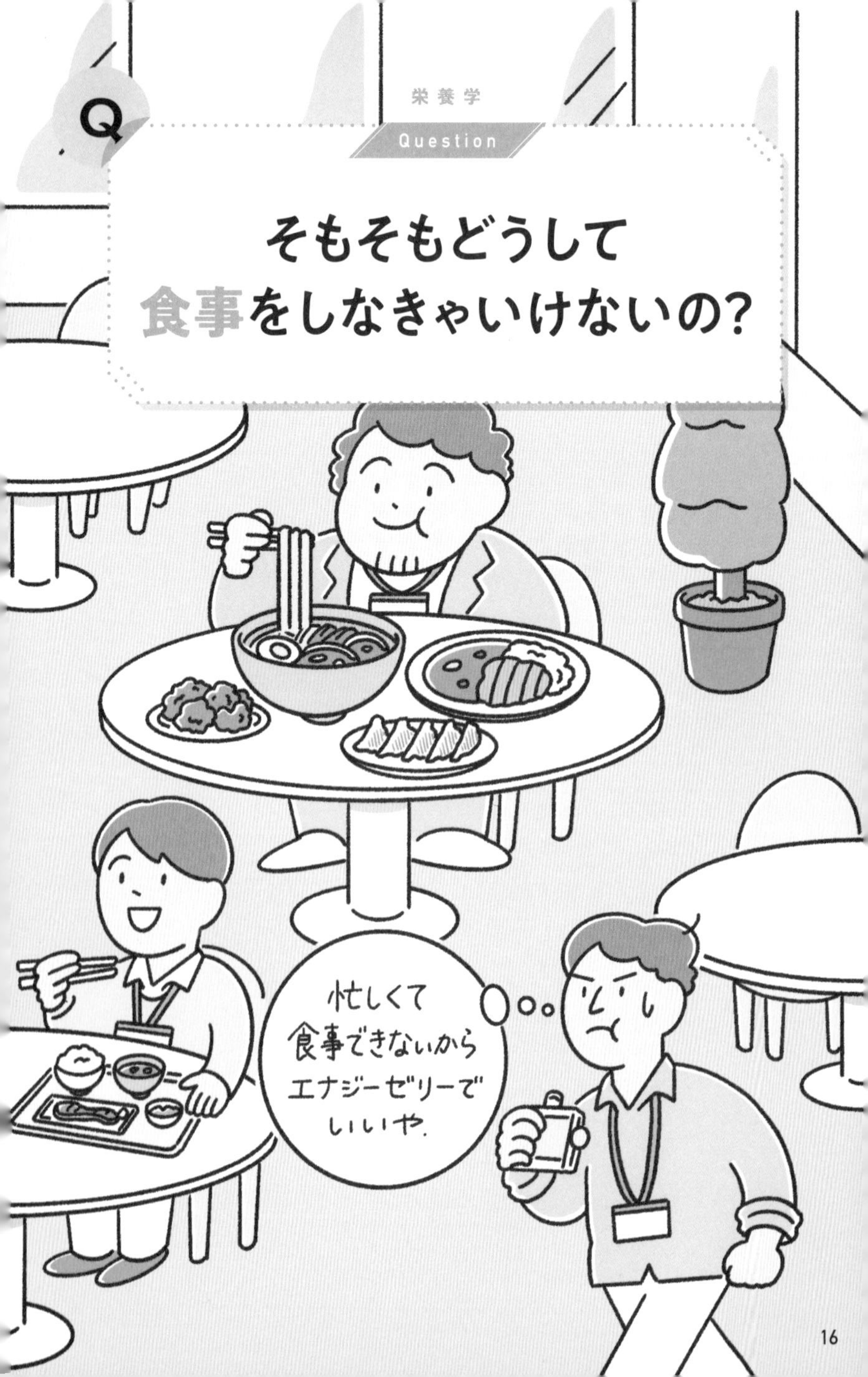
忙しくて
食事できないから
エナジーゼリーで
いいや.

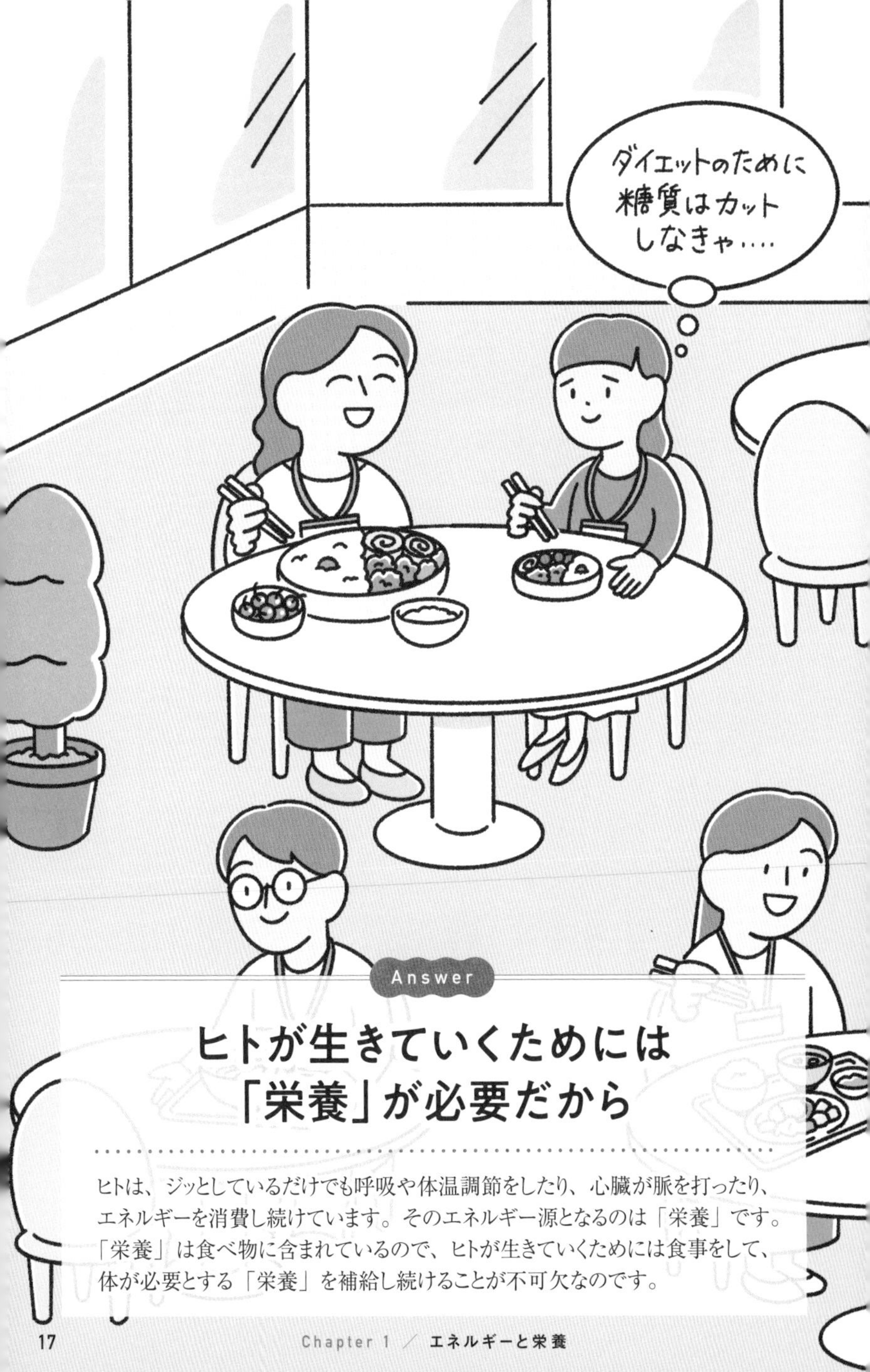

Answer

ヒトが生きていくためには「栄養」が必要だから

ヒトは、ジッとしているだけでも呼吸や体温調節をしたり、心臓が脈を打ったり、エネルギーを消費し続けています。そのエネルギー源となるのは「栄養」です。「栄養」は食べ物に含まれているので、ヒトが生きていくためには食事をして、体が必要とする「栄養」を補給し続けることが不可欠なのです。

Answer

ヒトが生きていくためには「栄養」が必要だから

＃食品の3大機能

＃栄養の機能

食べ物が持つ3つの働き

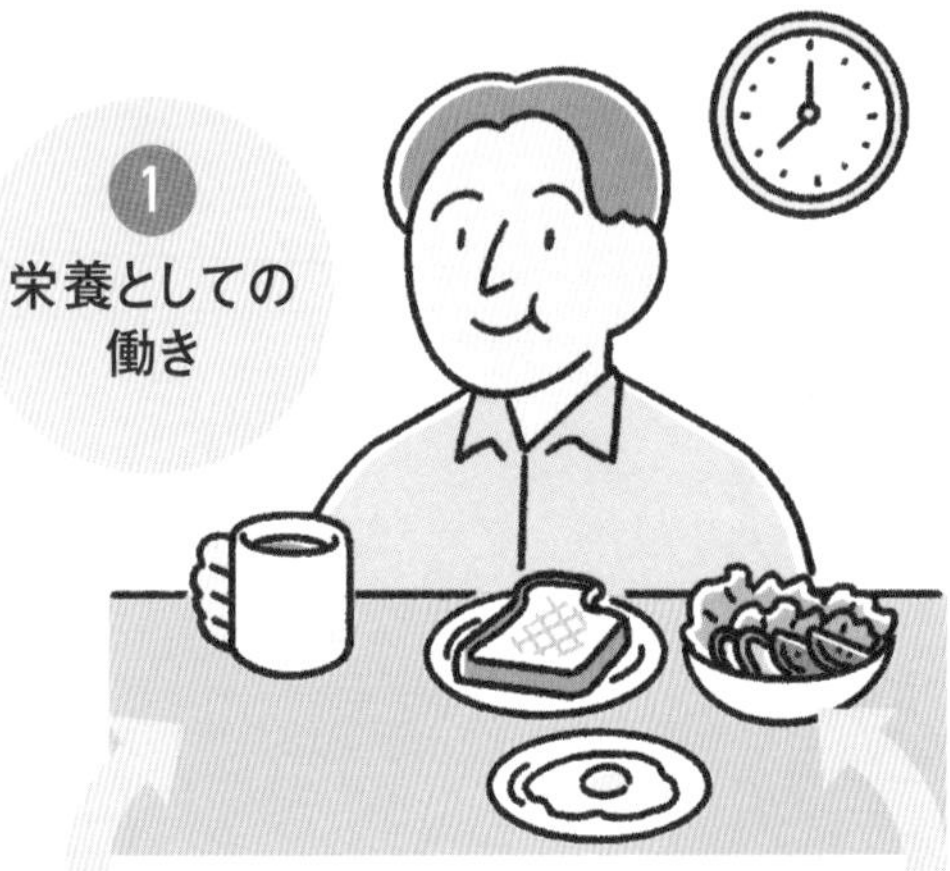

1 栄養としての働き

2 嗜好品としての働き

おいしい食事は、リラックス効果をもたらしたり、生きるよろこびを与えてくれるなど、大切な役割を担う。

3 機能性としての働き

食べ物は免疫機能や整腸作用、血液循環やホルモン分泌など体の機能を調節。健康維持にも役立つ。

栄養素はヒトが生きるための糧

普段、何気なく口にしている食べ物には、**大きく分けて3つの働きがあります。**1つめが、**栄養としての働き**です。ヒトはさまざまな食べ物を食べ、消化・吸収し、五大栄養素といわれる糖質、脂質、たんぱく質、ビタミン、ミネラルを生命維持のために利用しています。2つめは、

「栄養」の2つの役割

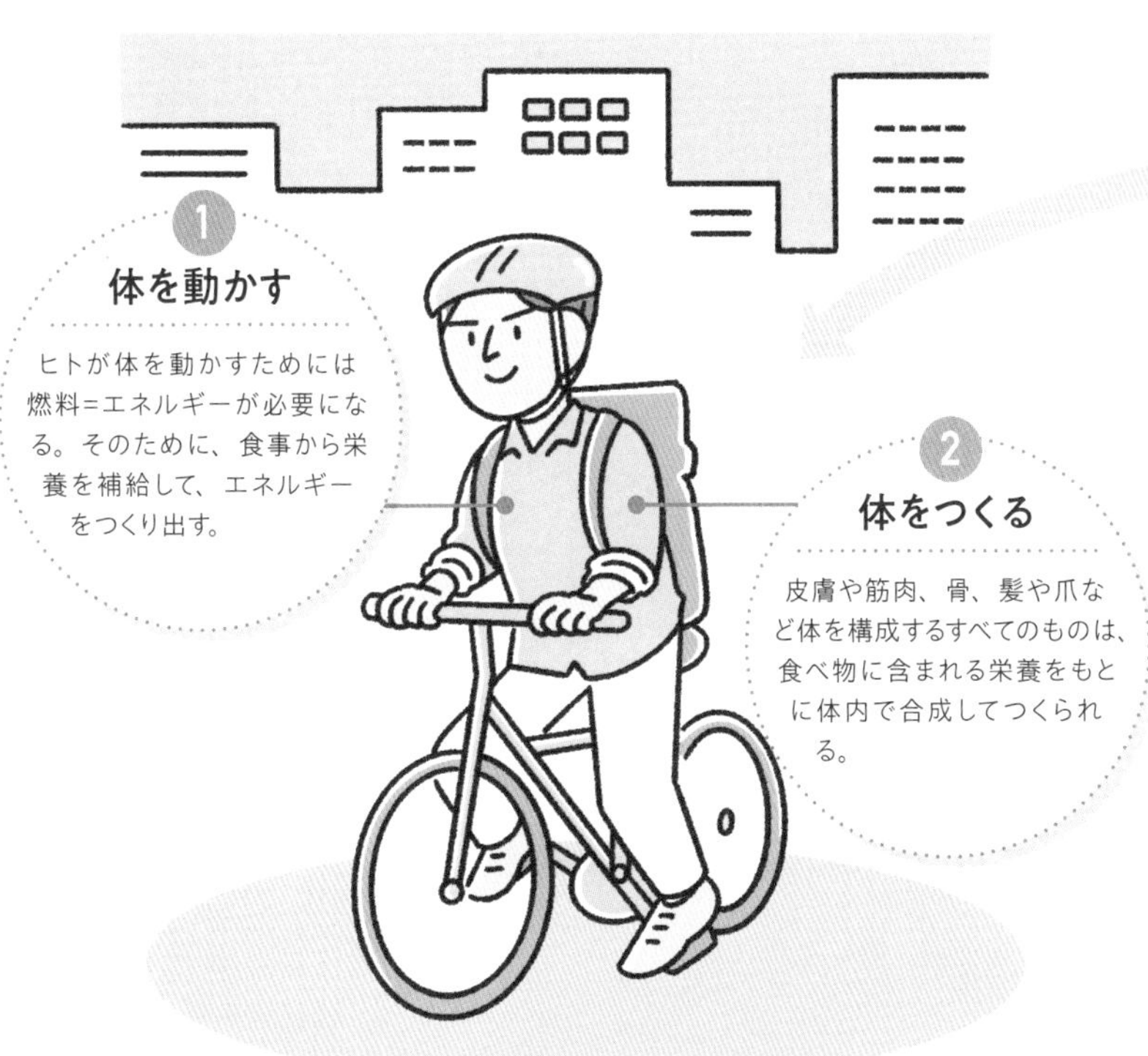
1
体を動かす
ヒトが体を動かすためには燃料=エネルギーが必要になる。そのために、食事から栄養を補給して、エネルギーをつくり出す。
2
体をつくる
皮膚や筋肉、骨、髪や爪など体を構成するすべてのものは、食べ物に含まれる栄養をもとに体内で合成してつくられる。

嗜好品としての働きです。食事をおいしく楽しくいただくことは、生きていくよろこびを与えてくれます。3つめは、**機能性としての働き**です。体の生理機能を調節して、健康維持に役立っています。

さらに「栄養」には2つの大きな役割があります。1つは「体を動かす」ためのエネルギーの生成です。エネルギー源となるのは、糖質、脂質、たんぱく質ですが、とくに効率よくエネルギーを生成できるのは糖質です。もう1つは「体をつくる」役割です。たんぱく質や脂質やミネラルは体を構成する物質になり、筋肉や内臓、髪や爪、骨や細胞膜などをつくります。

Finding

#ATP #ADP

エネルギーは動力源！栄養とエネルギーの関係

食べ物が消化されてエネルギーをつくりだす

食べ物に含まれる「栄養」は、食べればすぐに体内で利用できるわけではありません。口から食べたあと、胃や腸などの消化器官を通過しながらさまざまな消化酵素により少しずつ分解されて、体内に吸収され、必要に応じて利用されます。

糖質や脂質、たんぱく質は分解さ

食べ物がエネルギーになるまで

① 口

食べ物は口の中でかみ砕かれ、糖質は唾液に含まれるアミラーゼという消化酵素で消化される。食べ物は食道を通って胃へ。

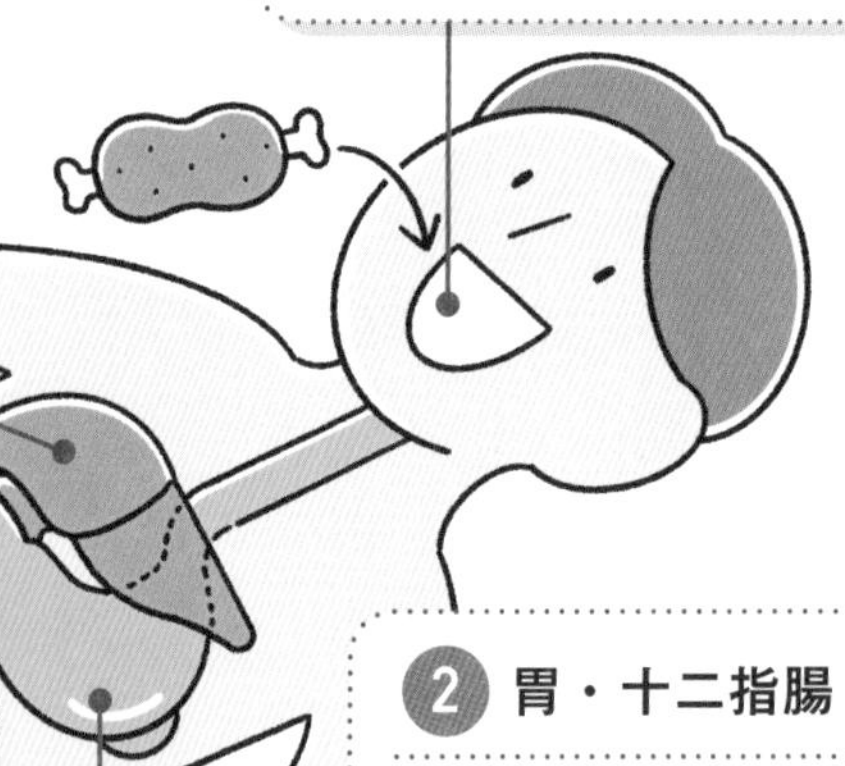

② 胃・十二指腸

胃液でたんぱく質の一部を分解。かゆ状になって十二指腸に送られ、膵臓（すい）（ぞう）から膵液（すいえき）、胆のうから胆汁（たんじゅう）が分泌され、さらに消化される。

3 小腸と大腸

小腸で糖質はブドウ糖、たんぱく質はアミノ酸、脂肪は脂肪酸やモノグリセリドに分解され吸収。大腸では水分とミネラルなどを吸収。残りは便になる。

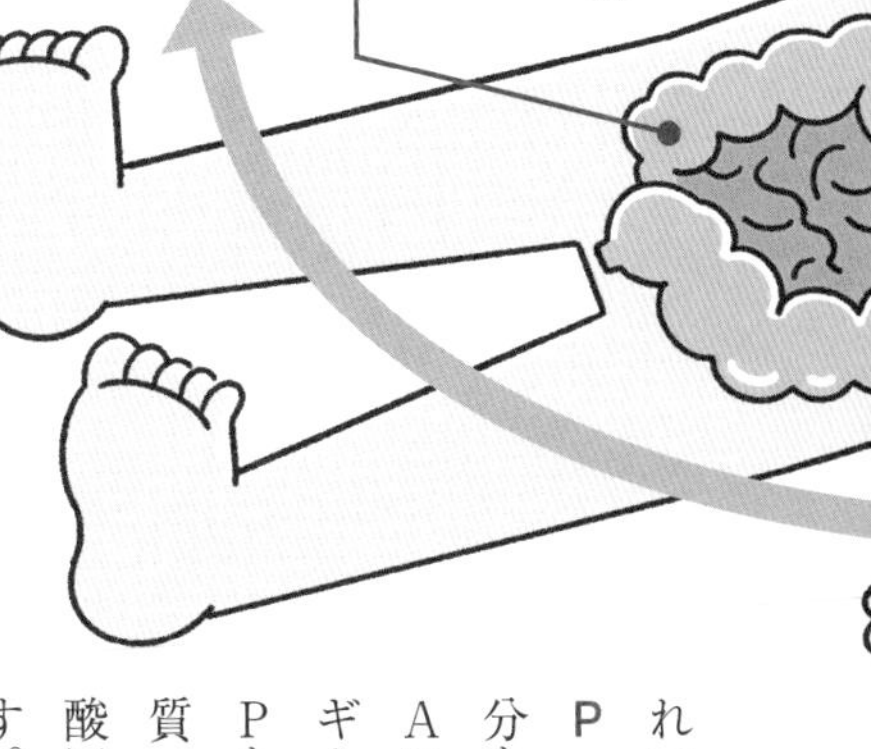

4 肝臓から全身へ

吸収された栄養素の多くは肝臓を通り必要な場所に運ばれる。余った栄養の一部は体脂肪として蓄えられ、必要に応じて分解して使われる。

5 細胞内

ブドウ糖は、「解糖系」と「クエン酸回路」で、脂肪酸とアミノ酸は「クエン酸回路」でATPをつくり出す。

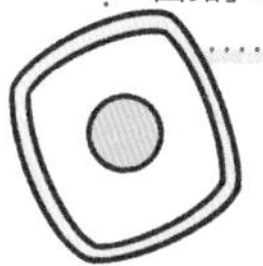

6 エネルギーに

細胞内でつくられたATPがADPに分解されるときにエネルギーを放出。筋肉の収縮などに利用される。

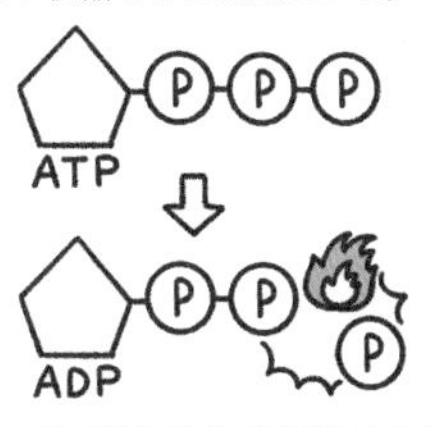

れて、エネルギーのもととなる**ATP（アデノシン三リン酸）**という成分をつくるのに利用されます。このATPをつくる仕組みは「エネルギー代謝」と呼ばれ、糖質からATPをつくる「解糖系」と、糖質・脂質・たんぱく質からつくる「クエン酸回路」の2つのプロセスがあります。

ATPは、アデノシンに3つのリン酸が結合した物質です。このうちのリン酸の1つがはずれて**ADP（アデノシン二リン酸）**になるときにエネルギーが発生します。体内では常にこのエネルギー代謝が行われ、それを利用して私たちは体を動かすことができるのです。

Finding

「カロリー制限」は間違った言葉？「カロリー」はエネルギーの単位

#エネルギー量 #基礎代謝

摂取エネルギー量が消費量を上回ると肥満に

体を動かすにはエネルギーを使いますが、**その量を表す単位が「カロリー」**です。消費するより摂取する熱量（エネルギー量）が多いと肥満の原因になるため、ダイエットには「カロリー制限が必要」といわれることがありますが、カロリーはあくまでも長さを表すcmやmと同じ、

水1gを1℃上げる=1カロリー

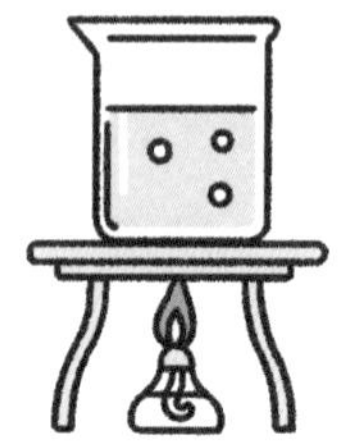

食品に使われるのは キロカロリー

1kcal = 1,000cal

カロリーは熱量（エネルギー量）を表す単位。ヒトの細胞内で、ATPが分解されるときに発生するエネルギー量を表すのにも使われている。

Column

「基礎代謝」とは

心臓の鼓動や呼吸、体温維持など、生きるために使う最低限必要なエネルギーのこと。ヒトや動物は安静にしているだけでもエネルギーを使っている。年齢や体格によって必要とされるエネルギー量は異なり、1日の「適正エネルギー量」は、BMIを使って目安を知ることができる（P.25参照）。

栄養素ごとのエネルギー量

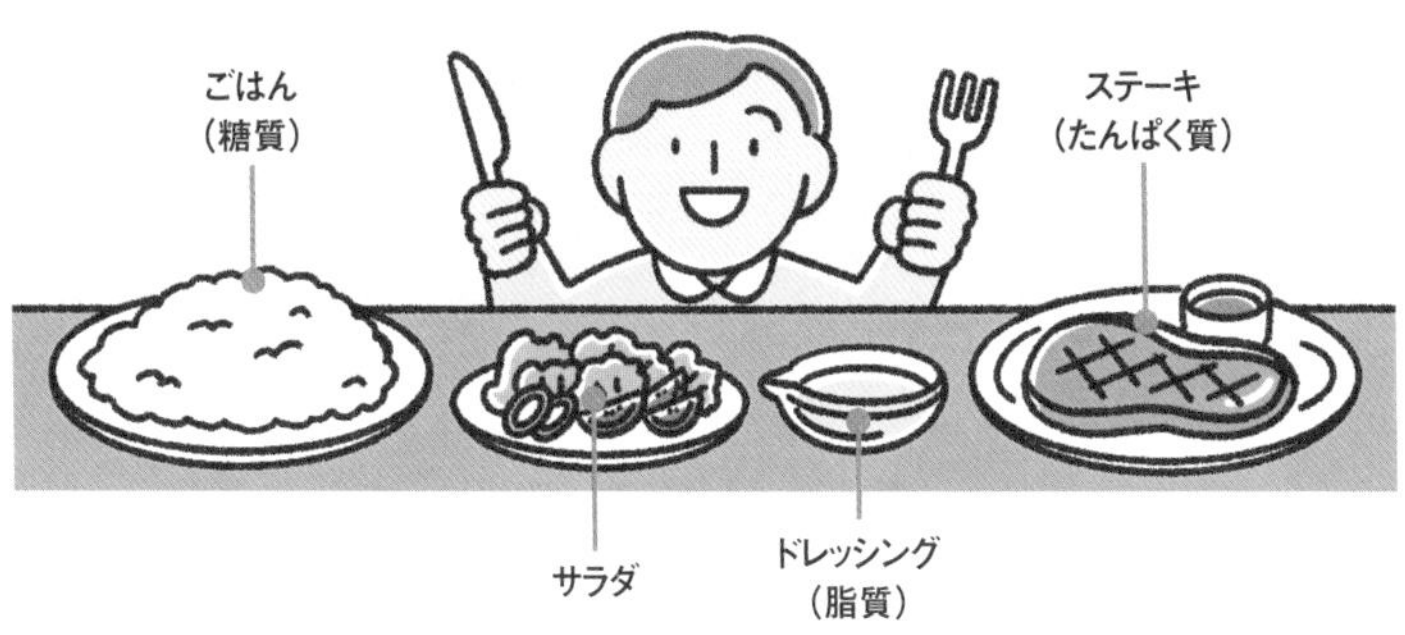

糖質
4kcal/g

食べ物を摂取したあと、最も早くエネルギーとして利用でき、糖質1g当たり4kcalのエネルギーとなる。三大栄養素の中で動力源として優先的に使われる、主要なエネルギー源。

脂質
9kcal/g

糖質よりもエネルギーとして利用するまでに時間がかかるが、1g当たり9kcalを生み出し、最もエネルギー効率が高い。余った分はエネルギーとしては使われず、中性脂肪として蓄えられる。

たんぱく質
4kcal/g

たんぱく質は筋肉や骨、皮膚などおもに「体をつくる」材料として使われている。ただし体内の糖質、脂質などのエネルギーが不足した非常事態には、たんぱく質を分解してエネルギー源とする。

単位でしかありません。正しくは、「エネルギー制限が必要」となります。そして、私たちが1日に必要とするエネルギー量の目安は、年齢や性別で異なります（P25参照）。

エネルギーの材料となるのは糖質・脂質・たんぱく質。

このうち最優先で使われるのが糖質で、次に使われるのが脂質です。糖質と脂質は使う分より食べた量が多いと、中性脂肪となり体内に蓄積されていきます。余分な中性脂肪を減らすには運動をしなければなりませんが、脂肪が燃焼され始めるには20～30分かかります。そのため、肥満の解消には毎日30分以上運動することが望ましいといわれています。

Finding

BMIからわかる1日の適正エネルギー量

#BMI　#生活習慣病

日本人の肥満判定基準はBMI25以上

消費（運動）するより摂取（食事）するエネルギー量が多い、いわゆる「栄養過多」の生活が続くと太る、というお話をしてきました。ただ、わかっていてもつい食べ過ぎて肥満からメタボ、さらには生活習慣病になる人はあとを絶ちません。

その予防や改善策に、国際的な指

BMIは何を測る数値?

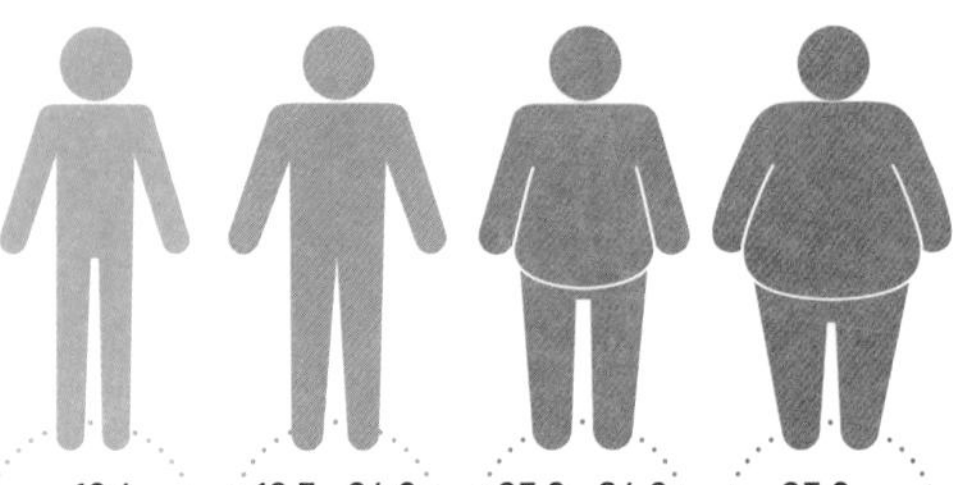
~18.4
低体重
18.5~24.9
標準
25.0~34.9
肥満
35.0~
高度肥満

BMI (Body Mass Index) は肥満度を表す数値。以下の計算式で、身長と体重から算出され、肥満や低体重を判定するための世界共通の指標となっている。判定基準値は各国で決定される。

Column

BMIの求め方

$$\text{BMI} = \frac{\text{体重(kg)}}{\text{身長(m)} \times \text{身長(m)}}$$

肥満改善の適正エネルギー量の求め方

① 標準体重を出す

標準体重＝身長（m）×身長（m）× 22

まずは標準体重を計算する。日本ではBMI22を標準として係数に使用。

② １日の適正エネルギー量を求める

適正エネルギー量＝標準体重×○○ kcal

①の標準体重に運動量別のエネルギー指数をかける。

デスクワークが多い人……25〜30kcal
立ち仕事が多い人……30〜35kcal
力仕事が多い人……35kcal〜

年齢・性別ごとの推定エネルギー必要量

	男性	女性
18〜29歳	2,650kcal	2,000kcal
30〜49歳	2,700kcal	2,050kcal
50〜64歳	2,600kcal	1,950kcal
65〜74歳	2,400kcal	1,850kcal

※「日本人の食事摂取基準（2020年版）」より

標として使われているのがBMIの数値です。日本では、25以上を肥満とし、保健指導の対象となっています。同じ肥満でも「内臓脂肪型」と「皮下脂肪型」の２タイプがあり、前者のほうが病気になるリスクが高いといわれています。

肥満を改善するために目標とすべき体重と一日の適正エネルギー量は、上に書いてある式で求められます。ただし、これはあくまでも病院などで肥満や生活習慣病の方を指導する場合に使われる目標値です。肥満や生活習慣病のない人は、その下の「年齢・性別ごとの推定エネルギー必要量」を目安にするとよいでしょう。

New & Old

「BMI22はいちばん長生きできる?」ウワサの真実

#高齢者 #BMI

OLD BMI22を目指そう!

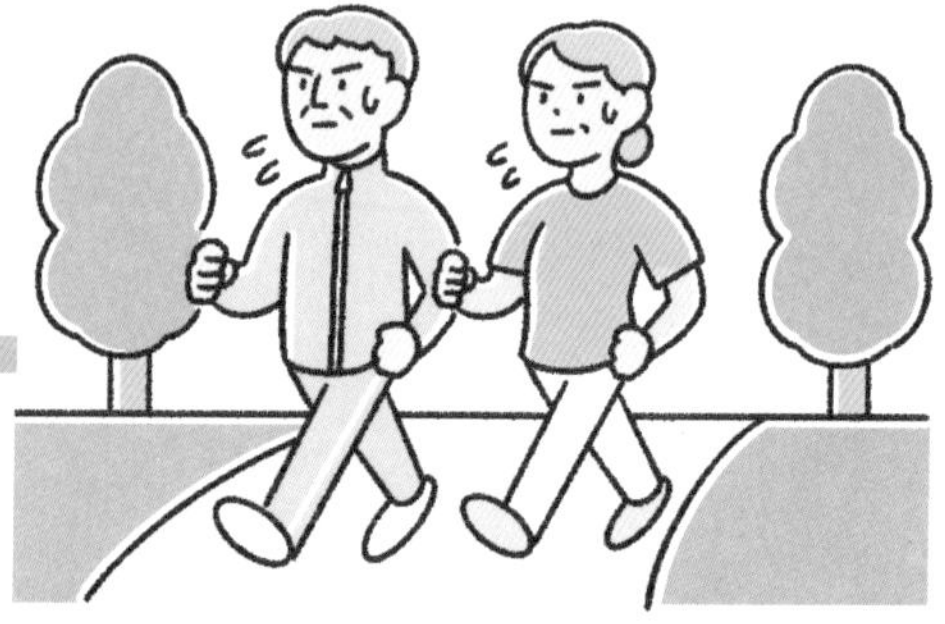

以前の研究では、BMI22が長生きをするには理想的とされていた。ただ日本人の高齢者においては、必要以上にダイエットをしてしまうのが問題にもなっている(P.29参照)。

Column

肥満の基準は国によってちがう?

BMIの肥満の判定基準は、日本では25以上、アメリカでは30以上と国によって異なる。ちなみに、アメリカ人男性でBMI30以上の肥満者は全体の約30%を占め、日本人ではわずか約2%にとどまっている。アメリカでの肥満基準を日本と同じBMI25にしてしまうとさらに肥満者の割合が高くなることに。

やせていれば長生きできるとは限らない

日本では現在、BMIが25を超えると肥満と判定されます。これは、さまざまな病気のリスクが高くなるという統計結果をもとに決められた数値です。そのため、肥満改善には、BMI22を標準(理想)として、この数値を目指すことが推奨されています。そのためか、OLD BMI22がよい長生きをするにはという話を耳にしたことがあるかもしれません。

しかし、BMI22は長生き

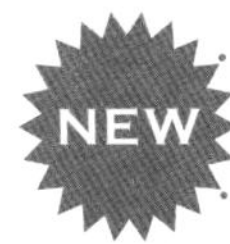

高齢者は少し太っているほうが長生き

2020年以降

- 高齢者はBMIが21.5〜24.9であればOK
- 健康な体重を維持できる食生活を心がける

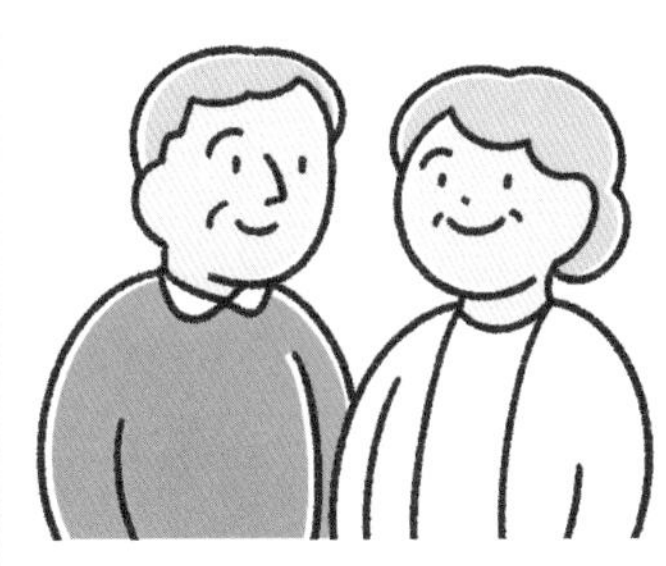

目標とするBMIの範囲（18歳以上）

年齢	BMI
18〜49歳	18.5〜24.9
50〜64歳	20.0〜24.9
65歳〜	21.5〜24.9

※「日本人の食事摂取基準（2020年版）」より

保健所や病院などの指導では、65歳未満はBMI22以下、65歳以上はBMI22〜25を目標値とすることが多い。BMIは気にしなくてよいというわけではなく、肥満や低体重に当てはまる場合は注意する。

できるという話は昔の研究結果に基づいたもの。最近では、NEW **ややぽっちゃりのほうが健康で長生きする**、という研究結果が出てきています。とくに高齢者では、BMIが22・5〜27・4の間で死亡率が低いとする研究が複数報告されています。そのため、現在の考え方では、BMIが21・5以上25未満の範囲内で、血糖値などの検査数値に問題がない高齢者の場合は、「今の体重をキープする食事（エネルギー量）を摂取していればよい」という流れになってきています。

New & Old

現代社会の栄養事情 身近なところに栄養失調が!?

#栄養失調

#メタボリックシンドローム

OLD 戦後の栄養事情

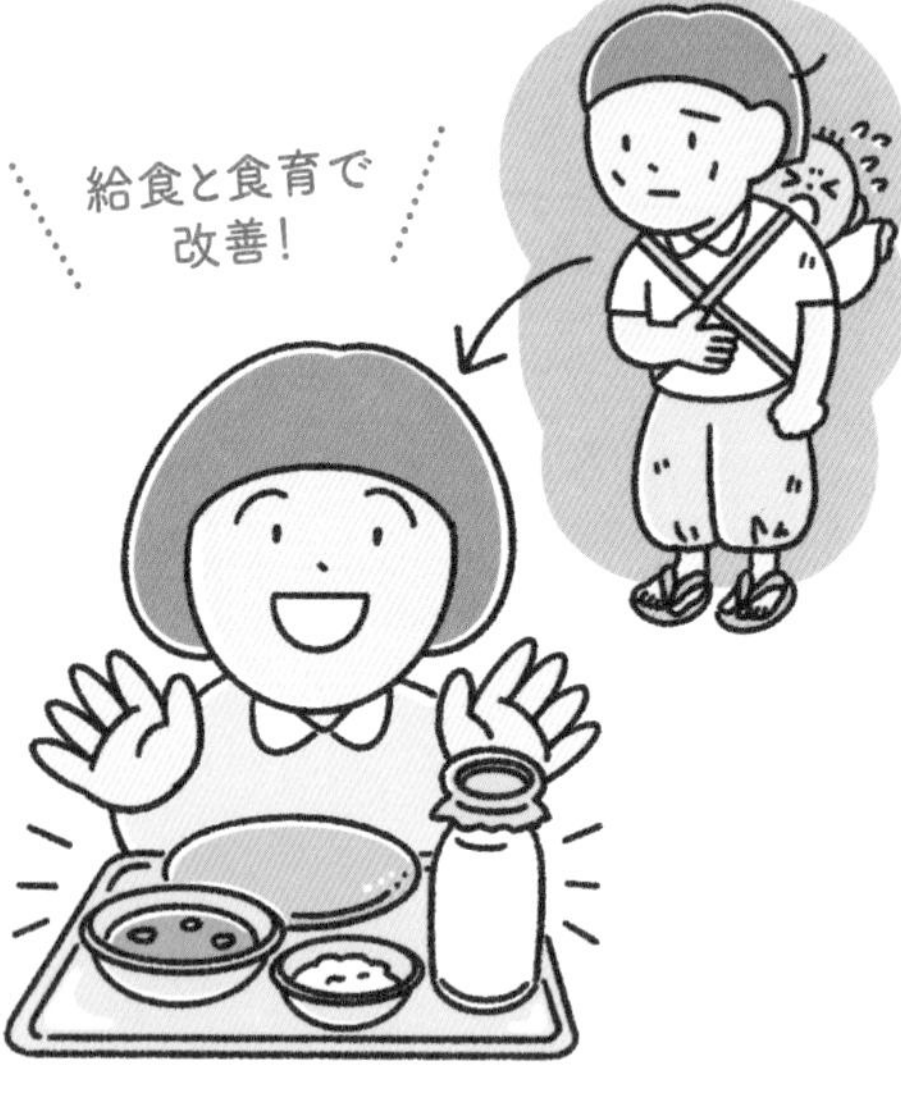

日本では、第二次世界大戦が始まったころから深刻な食糧不足に陥り、国民全体が栄養不足の状態に。成長期の子どもたちには低身長、低体重などの影響が出始めた。戦後、国による給食制度がスタート。給食や食育の普及に伴い、子どもたちの栄養不足は少しずつ改善されていった。

時代を反映する食生活問題

栄養失調なんて遠い国の話だと感じているかもしれませんが、OLD 戦時中や戦後すぐの日本では食糧難による栄養失調が深刻な問題となっていました。復興により食糧不足は解消、栄養失調も急激に改善しました。その後、社会環境の変化とともに、欧米型の食生活の流入や、運動不足が増えたことで、肥満による生活習慣病が問題になり始めました。それに伴い、二〇〇五年にはメタボリックシンド

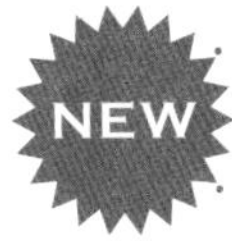

現代の栄養事情

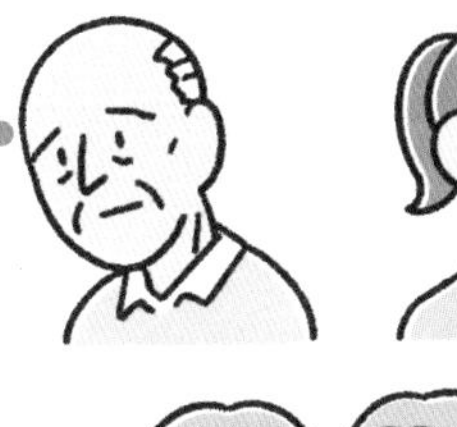

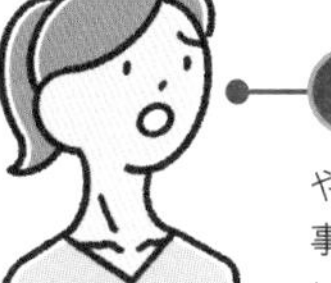

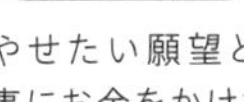

80歳以上の高齢者

伴侶を亡くすなどして孤独で、生きる気力に乏しい人も少なくない。食事も面倒で食べようという意識が低いため、栄養失調に。対策が急がれている。

若い女性

やせたい願望と、食事にお金をかけたくないという経済的問題で、必要以上に食事を制限。20代の女性ではBMI18.5未満のやせ過ぎが約20%を占め、健康への弊害が問題視されている。

65歳以上の男女

「肥満は悪」という意識が高く、必要以上に減量してしまう傾向がある。高齢者はBMI21.5～24.9の範囲でよいという意識改革が望まれる。

肥満者の割合

対象	平成26年	平成27年	平成28年	平成29年	平成30年	令和元年
20～60代男性	28.7%	29.5%	31.3%	30.7%	32.2%	33.0%
20～60代女性	21.3%	19.2%	20.6%	21.9%	21.9%	22.3%

※「令和元年国民健康・栄養調査結果の概要」より

ロームの診断基準が策定され、二〇〇八年からは特定健診・特定保健指導制度が始まり、肥満対策が本格化しました。

しかし、20代から60代男性の肥満（BMI25以上）の比率は、約30％と変わらず、むしろ最近は約33％と微増の傾向にあります。その一方で、現代では食糧不足ではないにも関わらず、NEW**やせ過ぎによる栄養失調が増加しています**。とくに20代の女性や、80歳以上の高齢者でやせ過ぎの傾向がある人が20％近くを占め、それぞれの原因に沿った対策が必要とされています。

プラス
α
栄養成分表示からわかること

エネルギーと三大栄養素、ナトリウムを表示

「栄養成分表示」は、加工食品のパッケージに表示されている栄養含有量のデータです。法律で表示することが決められており、食品の1食分や100g、100㎖などの単位とともに、**エネルギー、たんぱく質、脂質、炭水化物、ナトリウム（食塩相当量に換算した数値）の順番で書かれています。**

チェックする習慣をつけると、たとえば健康のために飲んでいる野菜ジュースの中にも、意外にエネルギー量や塩分量が高いものがあって驚かされることも。商品によっても含まれる量が異なるので、せっかく健康のためにとるのであれば、エネルギー量や塩分が低いものを選ぶようにしましょう。

とくにダイエットをしたい人は、食品のエネルギー量を確認することをおすすめします。その際に、自分の1日のエネルギー必要量の目安を覚えておくようにしましょう（P25参照）。

たとえば菓子パンなどは、1個で約300〜400キロカロリーと高めのものも多く、30代から40代女性の場合は、1日のエネルギー必要量2050キロカロリーの5分の1をとってしまうことになります。エネルギーはとくに男性がとり過ぎの傾向にあり、食塩は男女ともに目標量を上回っているため、注意が必要です。

栄養成分表示との付き合い方

栄養成分表に表示されている5つの情報は、日本人の健康づくりに役立てほしいという意図のもと、表示することが義務化された。エネルギーや塩分をとり過ぎないよう上手に活用しよう。

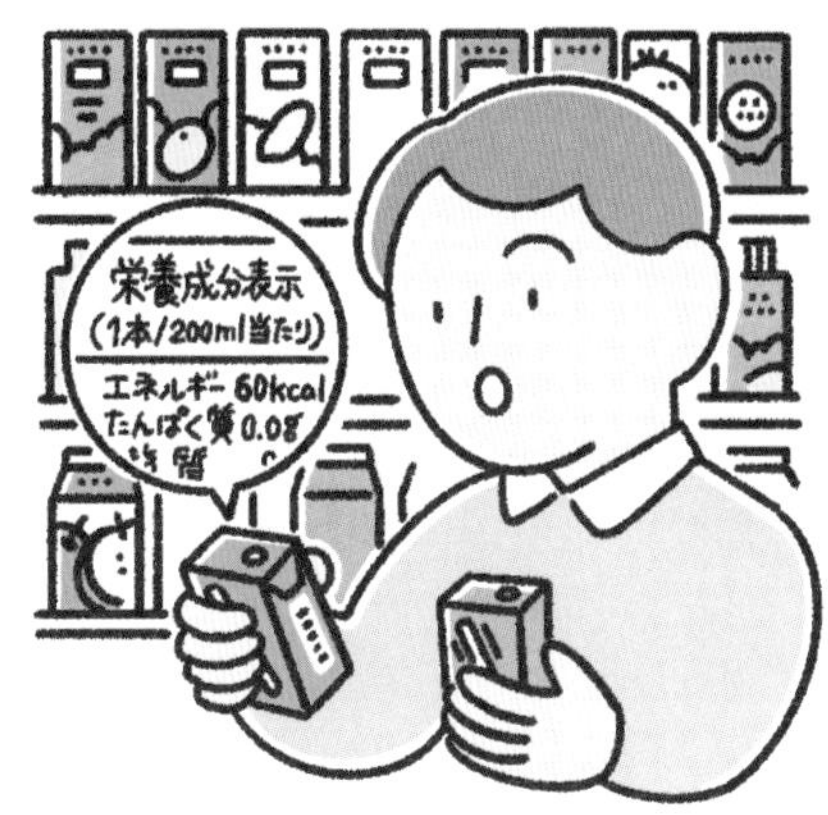
栄養成分表示
(1本/200ml当たり)
エネルギー 60kcal
たんぱく質 0.0g

日本人に不足しがちな栄養素

ビタミンA

皮膚や粘膜を強化し、免疫力を高める効果がある。うす暗いところで視力を保つ働きもある。不足すると、夜盲症（やもうしょう）や皮膚や粘膜の障害のリスクが高まる。

ビタミンD

骨にカルシウムを沈着させて強くする。副甲状腺ホルモンとともに、血中カルシウム濃度を一定に保つ。不足すると、骨粗鬆症（こつそしょうしょう）や骨軟化症に。

葉酸

ビタミンB_{12}とともに、赤血球を形成。皮膚や粘膜を強くする働きもある。不足すると貧血を起こすリスクが高まる。妊娠初期に不足すると、胎児の成長を妨げる。

カルシウム

歯や骨などをつくっている。また筋肉の収縮や酵素の活性化にも必要で、生命維持をサポート。不足すると、骨粗鬆症に陥ることも。

ほかにもビタミンB_1・B_2・B_6などが不足しがちになっている。

COLUMN

日本の栄養学の始まり

日本の栄養学は明治時代、脚気(かっけ)の研究から始まったといわれています。

当時、海軍では脚気が原因で死亡する人が多く、海軍軍医の高木兼寛(たかきかねひろ)（1849-1920年）は、世界初の疫学調査を実施。白米が主体の軍艦と、洋食を導入した軍艦のそれぞれの乗員を比較実験したところ、洋食を導入した軍艦では脚気患者が激減し、白米よりも洋食が脚気予防に有効ということを実証しました。ただし、このときはまだ脚気の原因がビタミンB_1の欠乏によるものということまではわかっていませんでした。

それを解明したのが、農学者の鈴木梅太郎（1874-1943年）でした。1910年、米ぬかから脚気に有効な成分の抽出に成功。オリザニンと命名しました。ところが翌年、米ぬか成分にビタミンと名付けたポーランド人のフンクが世界的に脚光を浴び、こちらのほうが有名になってしまいました。

その後、日本の栄養学の基礎を築いたのが、京都大学で医化学を学んだ佐伯矩(さいきただす)（1876-1959年）です。1914年に、栄養を専門に研究する世界初の「栄養研究所」を設立。こちらは私立でしたが1920年には国立栄養研究所が発足し、佐伯が初代所長となりました。さらに、1924年は私費で「栄養学校」を設立し、修了生には「栄養士」の資格を与えて人材を育成。栄養学の確立とともに、研究結果をもとにした食生活の改革を次々と行っていったのです。

佐伯は、日本だけでなく世界に向けても「栄養学」の重要性を提唱し、現在では「栄養学の父」と呼ばれています。

五大栄養素と2つの栄養素

Chapter 2では炭水化物(糖質)、脂質、
たんぱく質、ビタミン、ミネラルの五大栄養素と、
第六の栄養素である食物繊維、
そして第七の栄養素ともいわれる
フィトケミカルについて概要を解説します。
それぞれどのような働きをし、
体の健康を支えているのか、見てみましょう。

Q

栄養学

Question

「○大栄養素」大きなくくりで栄養素はいくつある？

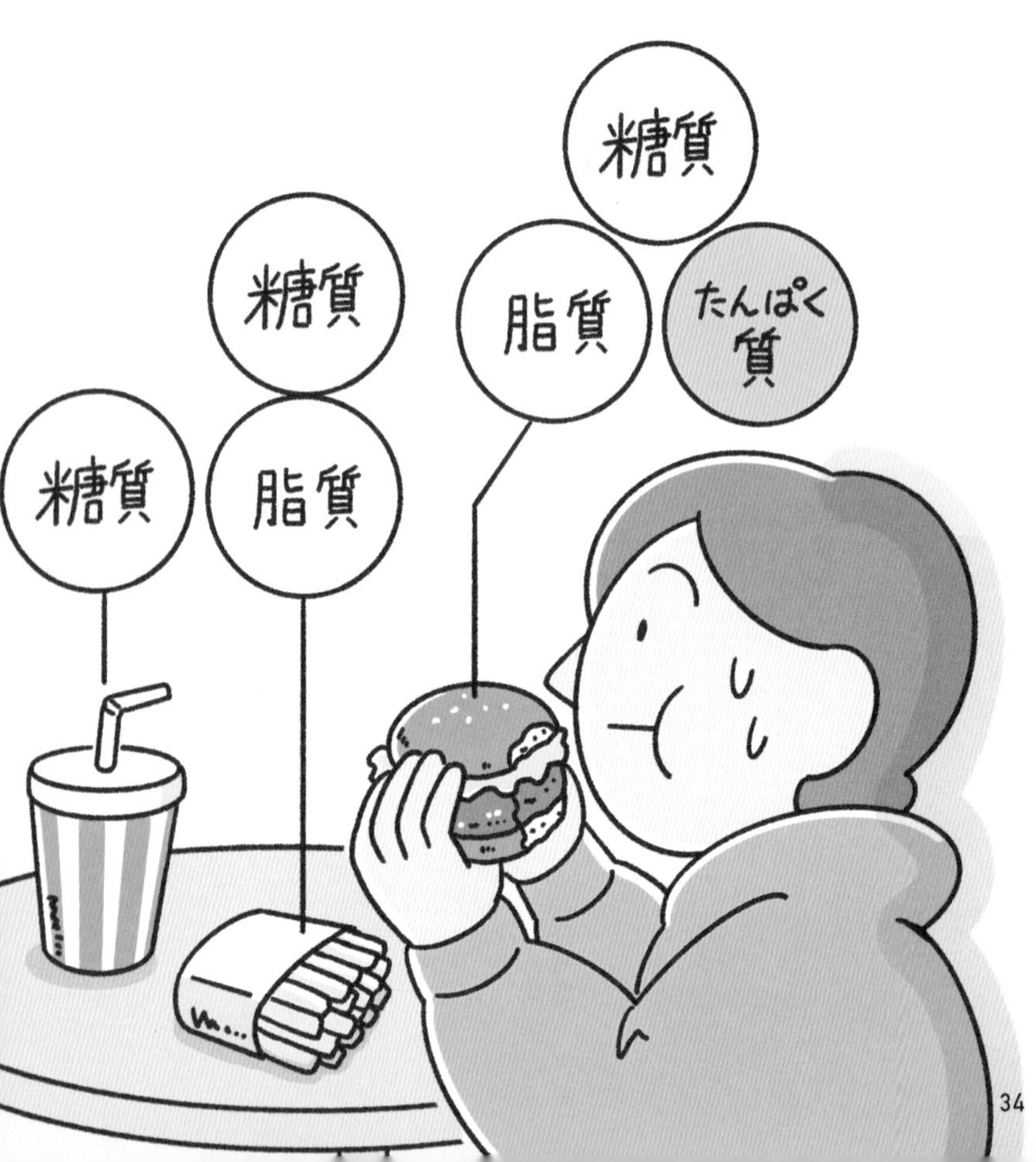

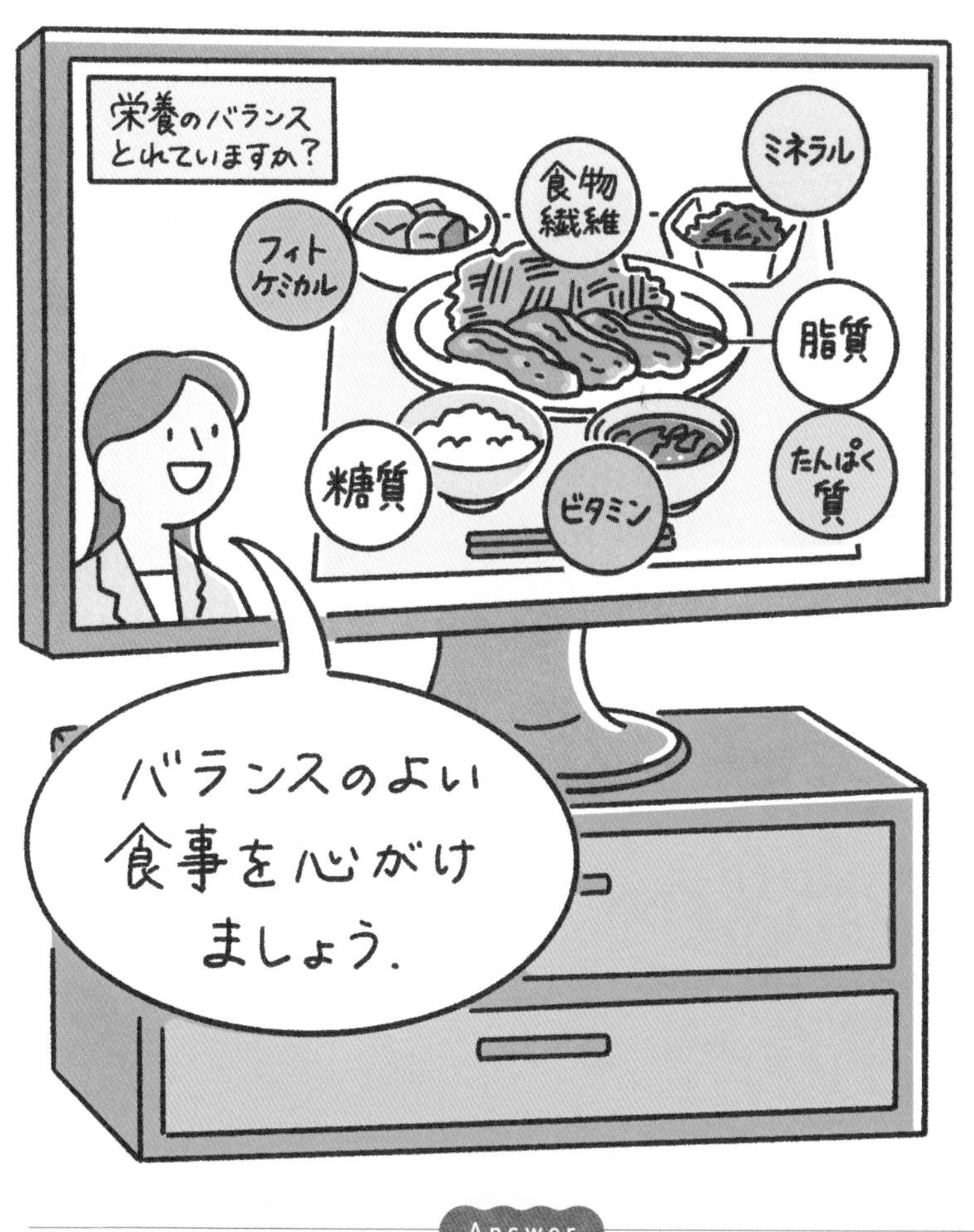
栄養のバランス
とれていますか？
食物
繊維
ミネラル
フィト
ケミカル
脂質
糖質
ビタミン
たんぱく
質
バランスのよい
食事を心がけ
ましょう.

Answer

5つある！ 五大栄養素

健康な体を維持していくためには、体を構成する成分となり、エネルギーをつくるのに不可欠な、糖質・脂質・たんぱく質・ビタミン・ミネラルの５つが必要です。そのほかに、食物繊維やフィトケミカルなどを栄養素に含めることもあります。

Answer

5つある！五大栄養素

＃三大栄養素
＃五大栄養素

五大栄養素と2つの栄養素

五大栄養素

三大栄養素

炭水化物（糖質）

パンやごはんなど主食として摂取し、三大栄養素の中で最も主要なエネルギー源として使われる。

（P.38・39 参照）

脂質

炭水化物（糖質）の次にエネルギー源となり、余った分は体脂肪として体内に貯蔵。細胞膜やホルモンの成分に。

（P.40・41 参照）

たんぱく質

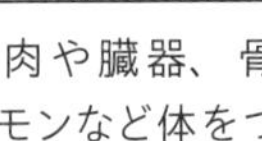

筋肉や臓器、骨、ホルモンなど体をつくるための主成分となる。エネルギー源として使われることも。

（P.42・43 参照）

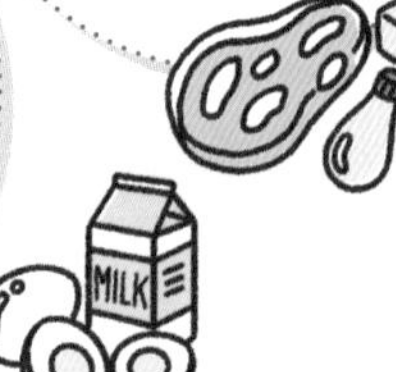

生命維持に最重要な五大栄養素

ヒトが日々健康に生きていくためには、食べ物から栄養素をバランスよく摂取する必要があります。

栄養素の中でもとくに生命維持に欠かせないのが**炭水化物（糖質）**、**脂質**、**たんぱく質**、**ビタミン**、**ミネラルの五大栄養素**です。

このうち、炭水化物（糖質）、脂質、

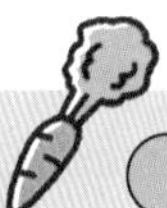
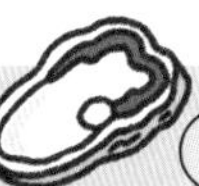

ビタミン

ヒトが必要とするビタミンは13種類。エネルギーをつくるのを助け、免疫機能などの機能を正常に保つ働きも。

（P.46・47参照）

ミネラル

食事からの摂取が必須なミネラルは16種類。骨など体の組織になったり、代謝を促進したりと、体の健康を維持する。

（P.58・59参照）

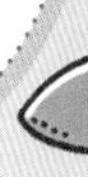
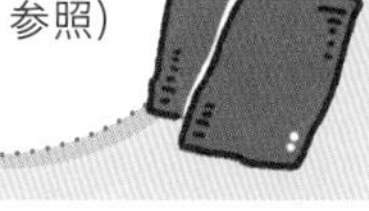

食物繊維

炭水化物の一種だが、エネルギー源にはならない。消化されないまま腸に届き、便通をよくして腸内環境を整える。

（P.64・65参照）

フィトケミカル

植物由来の化学物質。数千種類が知られ、抗酸化作用や免疫効果などさまざまな機能性が注目されている。

（P.70・71参照）

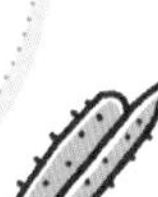
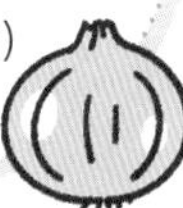
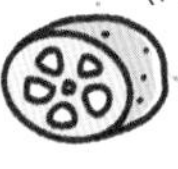
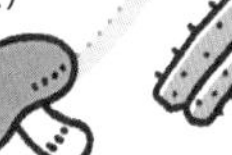

たんぱく質の3つは、体を動かすためのエネルギー源として、また体をつくる材料として不可欠で、**三大栄養素**と呼ばれています。ビタミンとミネラルは、三大栄養素が体内でエネルギーをつくるのを助けたり、体の機能を正常に保つといった重要な役目を担っています。

さらに近年は、食物繊維が**第六の栄養素**として注目されています。食物繊維は消化されずに腸まで達し、腸の環境を整えて生活習慣病を予防するなど、健康維持に活躍しています。フィトケミカルは、通常は栄養素としては扱われませんが、さまざまな機能成分があるため、**第七の栄養素**といわれることもあります。

Finding

糖質は体を動かす主要なエネルギー源

#ブドウ糖 #ビタミンB群

糖質はブドウ糖に分解されエネルギーになる

糖質は、三大栄養素の中で最初にエネルギーとして使われます。糖質が多く含まれるのは、ごはんやパン、めん類のほか、いも類や砂糖、果物などです。

糖質の最小単位はブドウ糖などの単糖類です（P122参照）。糖質はこの単糖類の複合体で、砂糖やでんぷ

糖質はすぐエネルギーになる

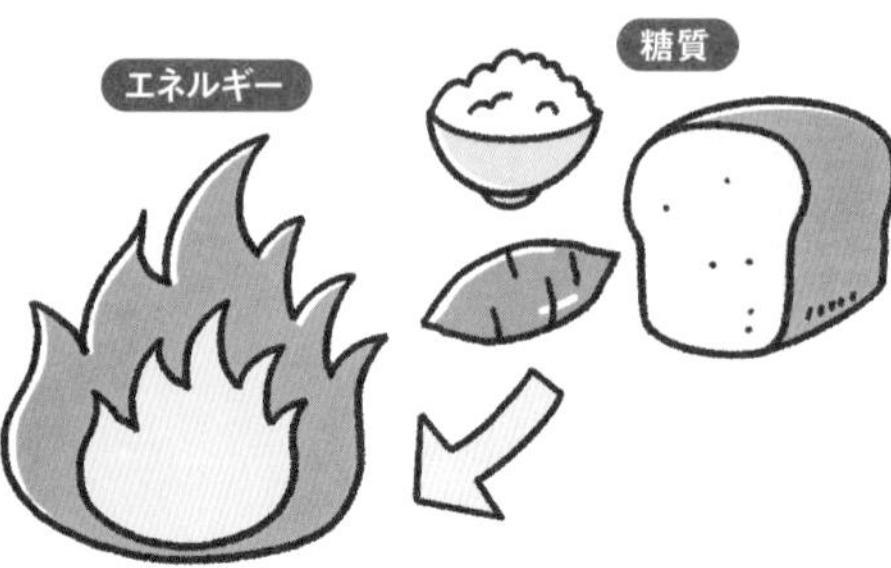

エネルギーになる栄養素には、糖質、脂質などがあるが、この中で最も優先的に使われるのが糖質。体内では、糖質1g で4kcal のエネルギーがつくられる。

Column

糖質は1日どれくらい食べてよい？

「日本人の食事摂取基準（2020 年版）」では、1日に必要なエネルギーの 50 ～ 65%を糖質でとることが目標になっている。ただし、エネルギー源として使われなかった分は、中性脂肪として体内に蓄積されていくため、とり過ぎには要注意。

ブドウ糖がエネルギーの源

脳は1日に代謝するエネルギーの約20%程度を消費している。ブドウ糖は、多くのエネルギーを必要とする脳にとっても効率のよいエネルギー源。長時間頭を使うときは、適度な糖分補給をするとよい。

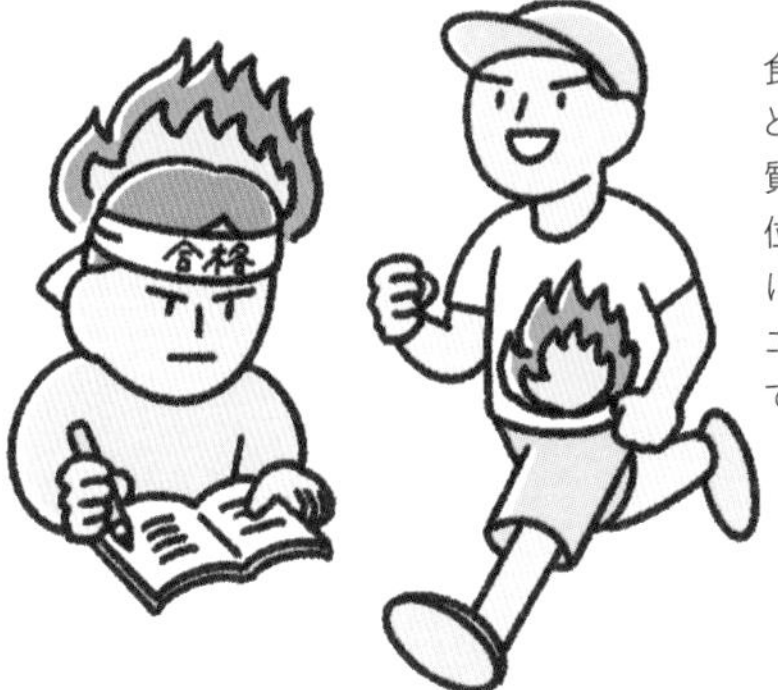

食べ物から体内にとり入れられた糖質は、糖の最小単位であるブドウ糖に分解されてから、エネルギー源として使われる。

ビタミンB群を合わせよう

糖質が細胞内でエネルギーに変換される際、ビタミンB群（P.48参照）が不可欠になる。効率よくエネルギーに変えたいなら、ビタミンB群が豊富なおかずを合わせたり、ビタミンB群が含まれる玄米を白米に混ぜるとよいだろう。

玄米と白米のビタミンB群含有量比較

	ビタミンB_1	ビタミンB_2	ナイアシン	ビタミンB_6	葉酸	パントテン酸	ビオチン
玄米	0.41	0.04	6.3	0.45	27	1.37	6.0
白米	0.08	0.02	1.2	0.12	12	0.66	1.4

「日本食品標準成分表 2020年版（八訂）」より

んなどすべての糖質は、単糖類が結合してできています。糖質は消化器官でブドウ糖などに分解されてから吸収され、エネルギー源になります。一部は肝臓や筋肉にグリコーゲン（P84参照）として貯蔵され、必要なときに再びブドウ糖に分解され、エネルギー源として使われます。このブドウ糖は素早く吸収されるため、市販のエネルギードリンク類の主原料となっています。

　ブドウ糖が細胞内で分解されてエネルギーになるとき、ビタミンB群の働きが不可欠になります。糖質はビタミンなどほかの栄養素のサポートを得ることで、エネルギーに変換されるのです。

Finding

脂質は体脂肪になるだけではない！

#脂質の種類　#飽和脂肪酸　#不飽和脂肪酸

脂質の3つの種類

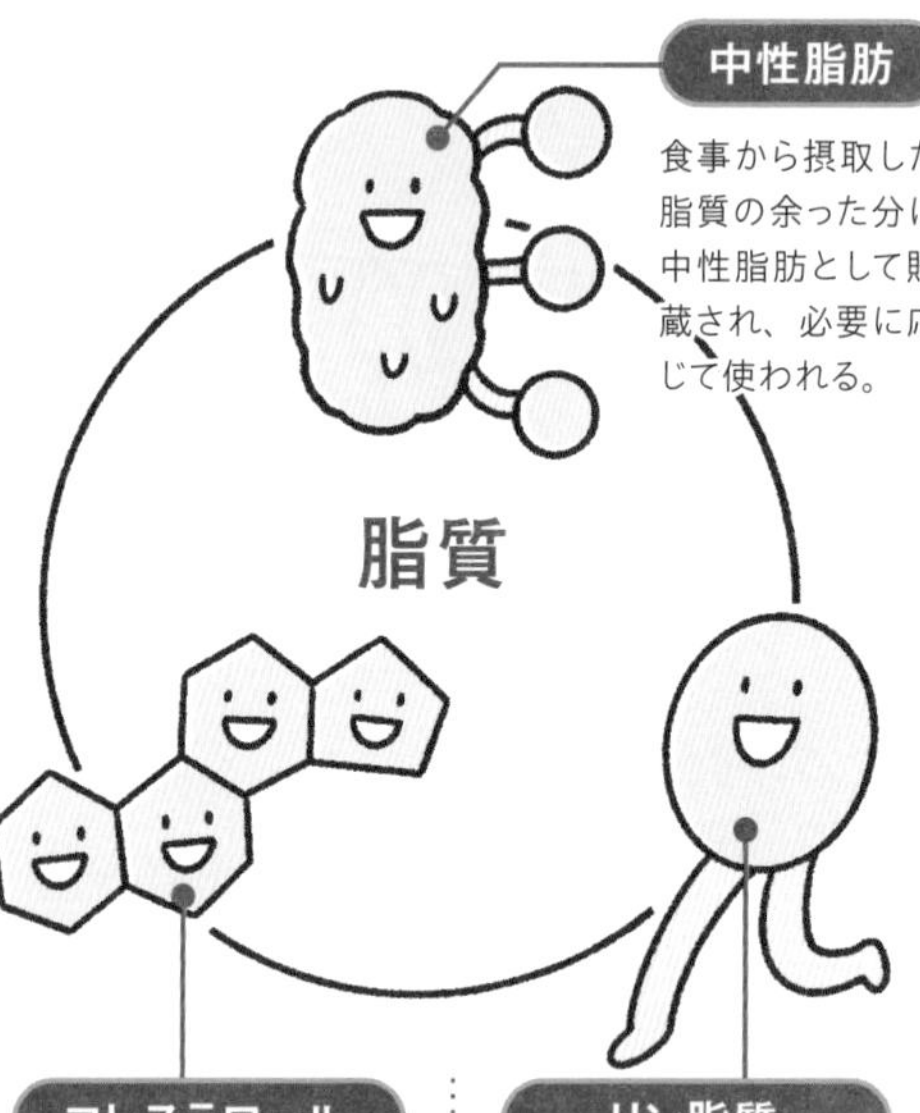
中性脂肪
食事から摂取した脂質の余った分は中性脂肪として貯蔵され、必要に応じて使われる。
脂質
コレステロール
リン脂質

コレステロール
ホルモンや消化吸収に使われる胆汁の材料になる。リン脂質とともに細胞膜の主成分にもなる。

リン脂質
細胞膜の主成分。血液中に存在し、脂肪が運搬・貯蔵されるときに、たんぱく質と結びつく。

脂肪酸は性質を知り使い分けが必要

脂質は、化学構造によって中性脂肪、コレステロール、リン脂質の3つに分けられます。

食品に含まれる脂質で最も多いのが中性脂肪。グリセリンと脂肪酸で構成され1gあたり9kcalと、糖質よりも効率よくエネルギーを確保できます。余った分は体脂肪として貯蔵

脂肪酸の代表的な分類

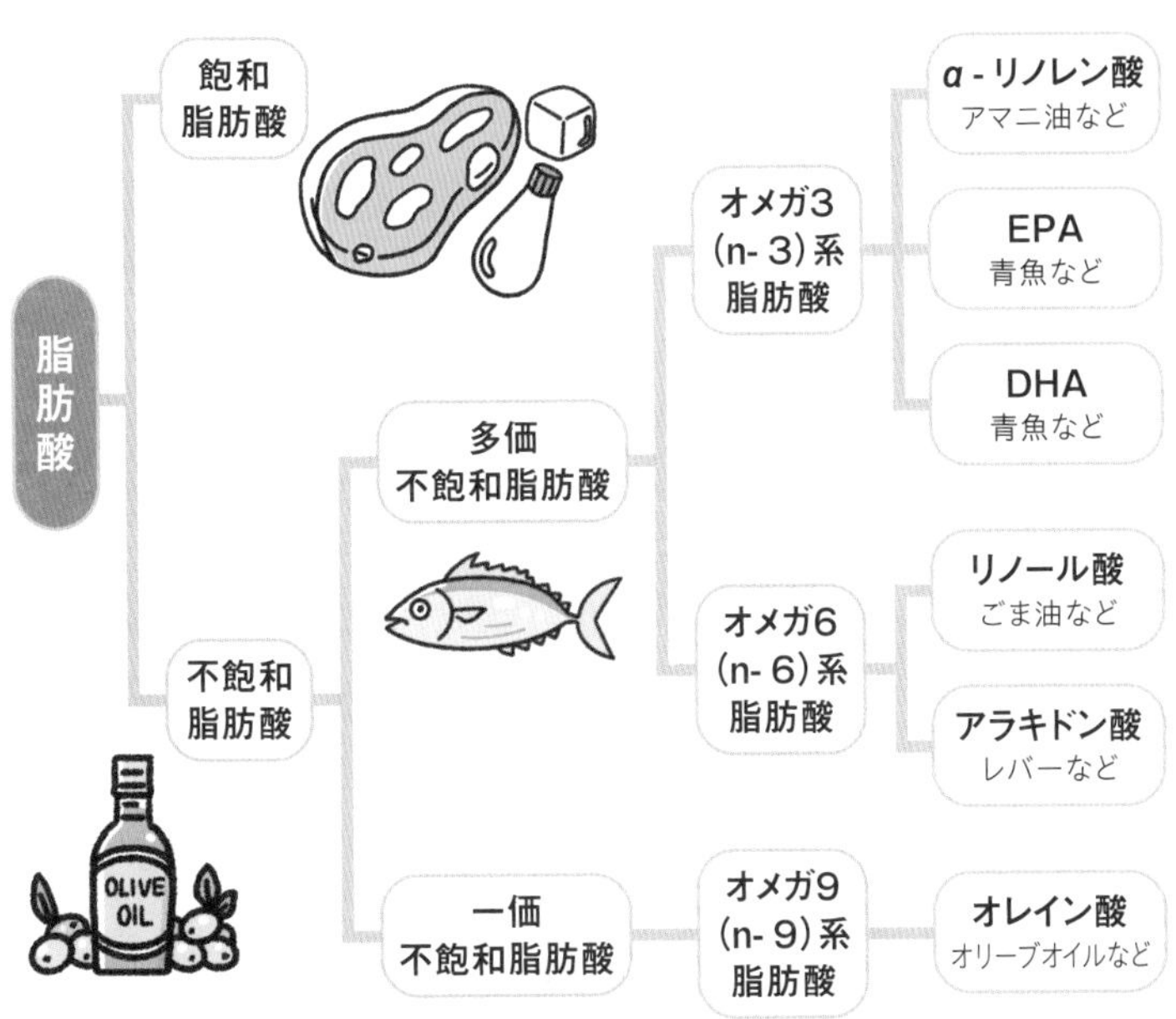

構造によって脂肪酸は分類される

され、エネルギー源として必要時に利用されます。リン脂質は全身の細胞膜の主成分、コレステロールはホルモンなどの成分として利用され、体にとってなくてはならない存在です。中性脂肪やリン脂質には脂肪酸が含まれています。

脂肪酸は水素（H）と酸素（O）と炭素（C）からできており、このうちの炭素の結合のしかたで飽和脂肪酸と不飽和脂肪酸の2タイプに分けられます。不飽和脂肪酸はそこからさらに分類され、それぞれ機能が異なります。飽和脂肪酸は動物性脂肪に多く含まれ、不飽和脂肪酸は植物性の油や魚に多く含まれています（P104参照）。

Finding

#アミノ酸

たんぱく質が体の2割をつくっている！

ヒトを構成する物質

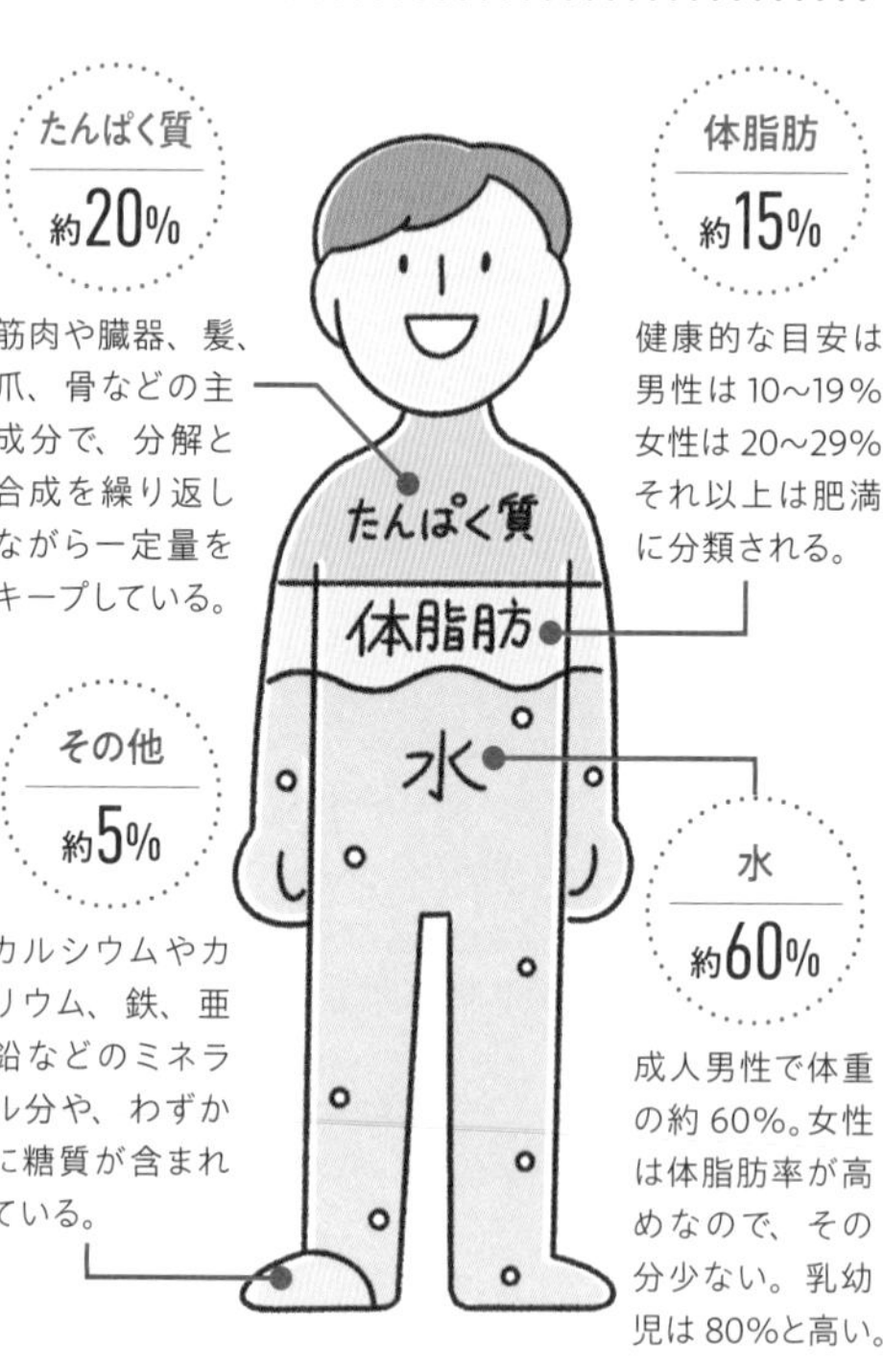

たんぱく質
約20%
筋肉や臓器、髪、爪、骨などの主成分で、分解と合成を繰り返しながら一定量をキープしている。
体脂肪
約15%
健康的な目安は、男性は10〜19%、女性は20〜29%。それ以上は肥満に分類される。
その他
約5%
カルシウムやカリウム、鉄、亜鉛などのミネラル分や、わずかに糖質が含まれている。
水
約60%
成人男性で体重の約60%。女性は体脂肪率が高めなので、その分少ない。乳幼児は80%と高い。
たんぱく質
体脂肪
水

たんぱく質が不足すると筋肉や肌の劣化を促進

たんぱく質は、体をつくる重要な栄養素です。20種類のアミノ酸で構成され（P80参照）、筋肉や内臓の主成分となり、**ヒトの体を構成する物質の約20%を占めています。**

エネルギー源としての役割もありますが、優先順位でいえば、糖質、脂質に次ぐ3番目。通常は、糖質と

たんぱく質が体をつくる

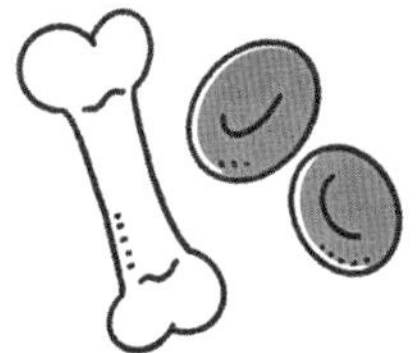

骨や血液

骨はカルシウムだけでできていると思われがちだが、たんぱく質（コラーゲン）も多く含まれている。赤血球もたんぱく質で構成される。

筋肉

筋肉を構成するたんぱく質はおもにアクチンとミオシン。BCAAと呼ばれるアミノ酸が多く含まれる（P.80参照）。

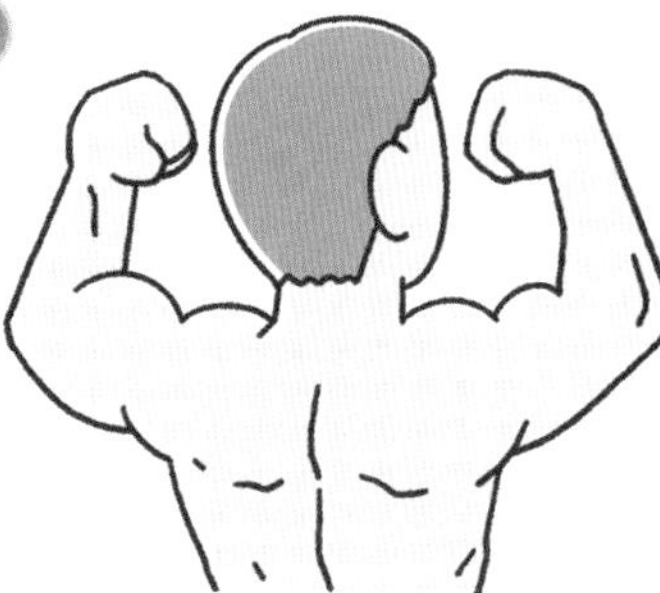

肌（皮膚）

皮膚にハリを生むたんぱく質はコラーゲン。コラーゲンは体内でアミノ酸から合成される。

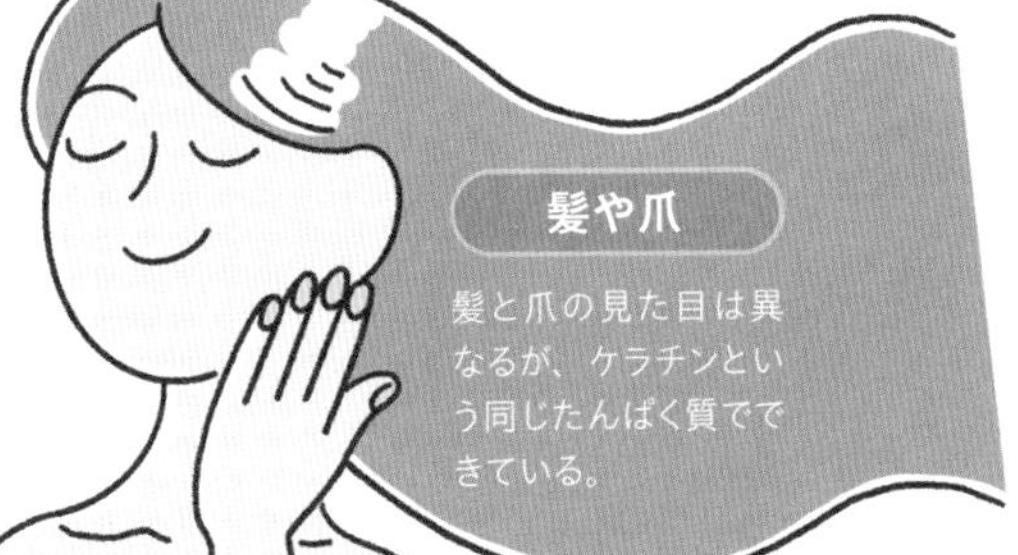

髪や爪

髪と爪の見た目は異なるが、ケラチンという同じたんぱく質でできている。

脂質で十分なエネルギーがつくられているので出番はあまりないものの、糖質と脂質が不足した場合には、筋肉など体内のたんぱく質を分解してエネルギーがつくられます。

　食物中のたんぱく質は、消化酵素でアミノ酸に分解されて体内に吸収されます。アミノ酸は細胞内で再びたんぱく質になり（たんぱく質の合成）、酵素やホルモン、抗体の材料になるほか、筋肉だけでなく、髪や爪、血液など、**さまざまな体のパーツを構成するのに利用されます。**

　アミノ酸が不足すると必要なたんぱく質を合成できなくなるため、無理なダイエットは要注意。筋肉、骨、肌などの衰えにつながります。

栄養学

Q Question

ビタミンとは何なのか 説明できますか?

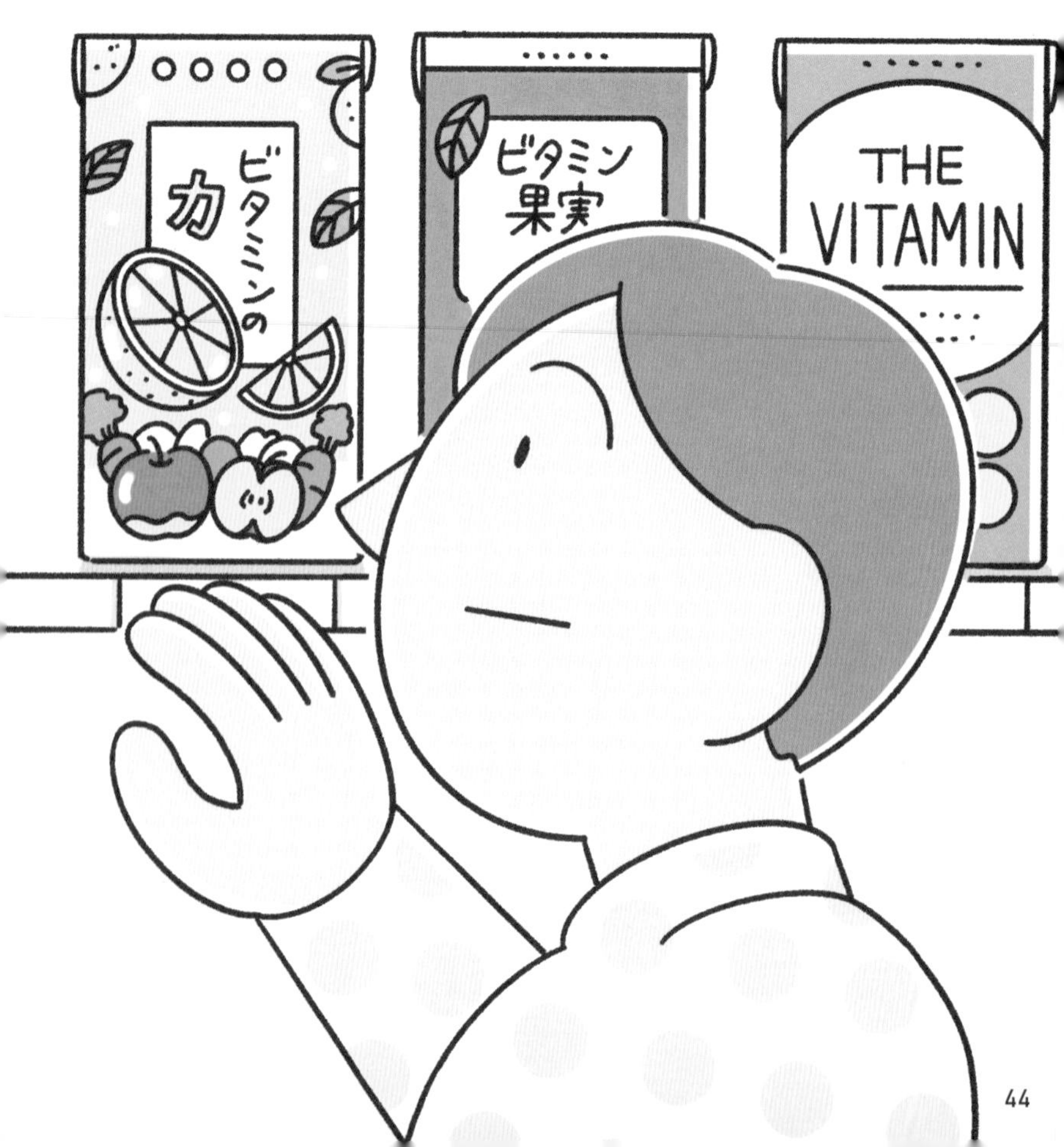

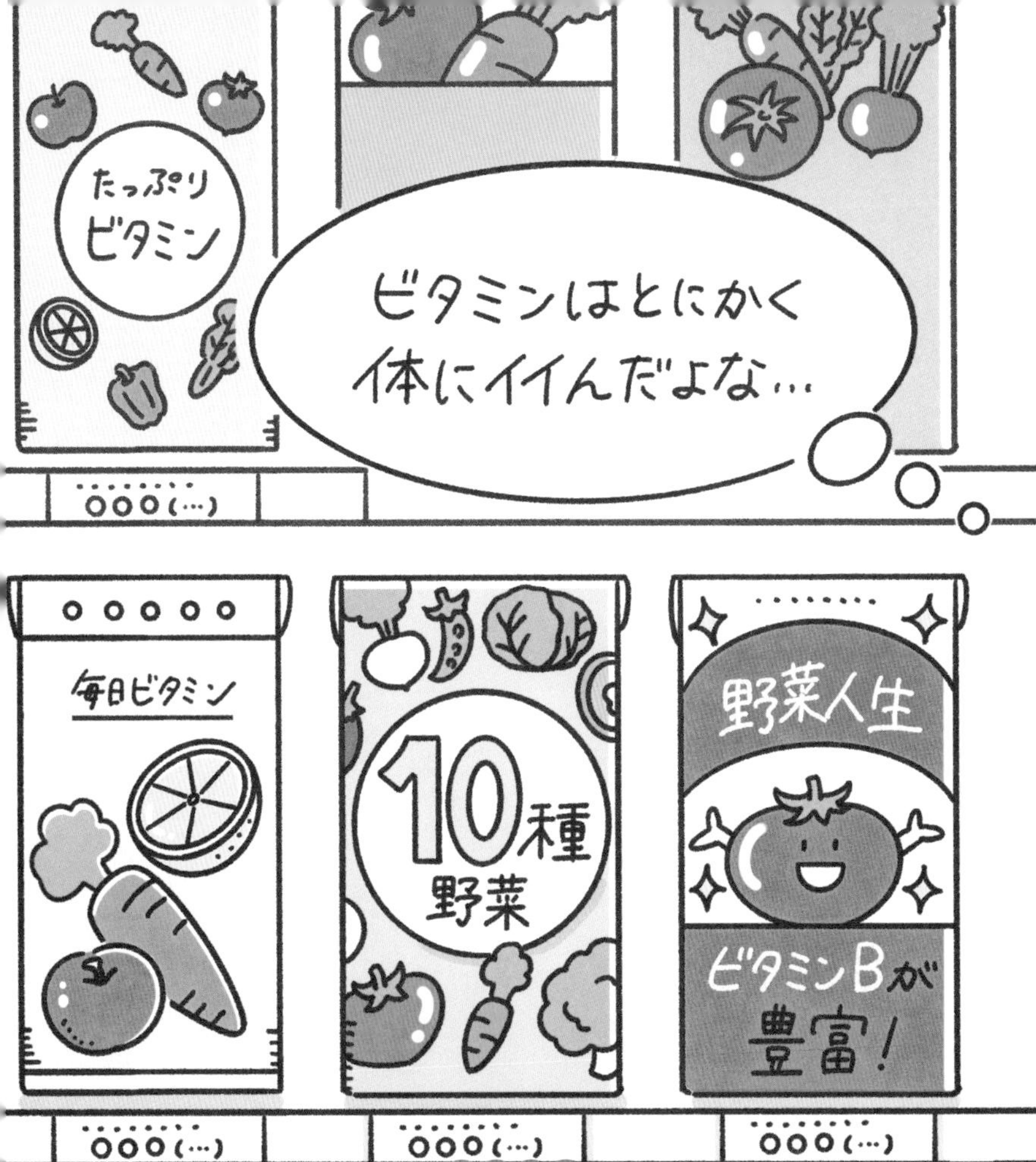

Answer

わずかな量で人体の働きを 正常に保つ有機化合物

ビタミンは、エネルギーをつくるのを助けたり、体の調子を整えたり、体の健康維持をするのに不可欠な有機化合物です。全部で13種類あり、「水溶性ビタミン」と「脂溶性ビタミン」の2つに大別されます。体内で合成できないか、できても少量なため、食べ物から摂取する必要があります。

Answer

わずかな量で人体の働きを正常に保つ有機化合物

#ビタミンの名前の秘密　#ビタミンの定義

発見順でつけられたもののアルファベットはバラバラに

ビタミンとは、少量で体の調子を整える有機化合物を総称した呼び名で、**それぞれの働きによってグループ分けされています。**ビタミンAからアルファベット順にあるかと思いきや、Eの次はKで、ビタミンBにはB_1、B_2、B_6、B_{12}があり、さらには葉酸、パントテン酸など化合物

ビタミンは機能で分類される

ビタミンD

骨や歯を丈夫に保つ。紫外線でつくられる。

化合物名 エルゴカルシフェロール、コレカルシフェロール

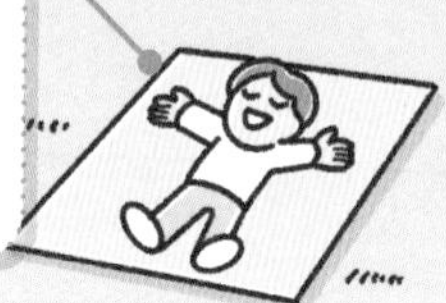

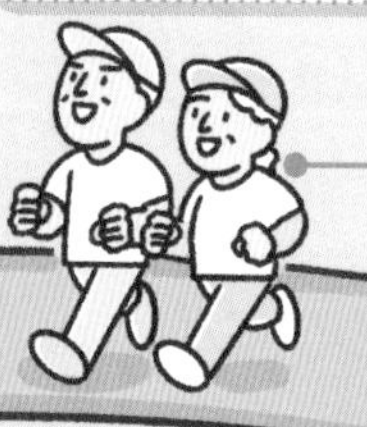

ビタミンE

高い抗酸化作用を持つ。

化合物名 トコフェロール、トコトリエノール

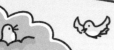

ビタミンA

免疫力アップ、視力を保つなどの効果あり。

化合物名 レチノール、レチナール、レチノイン酸 など

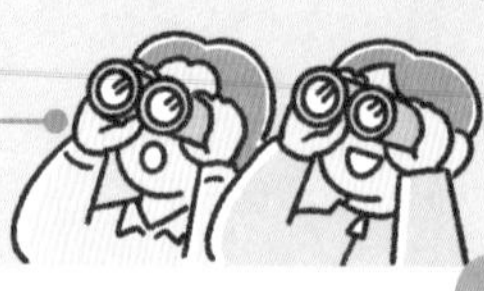

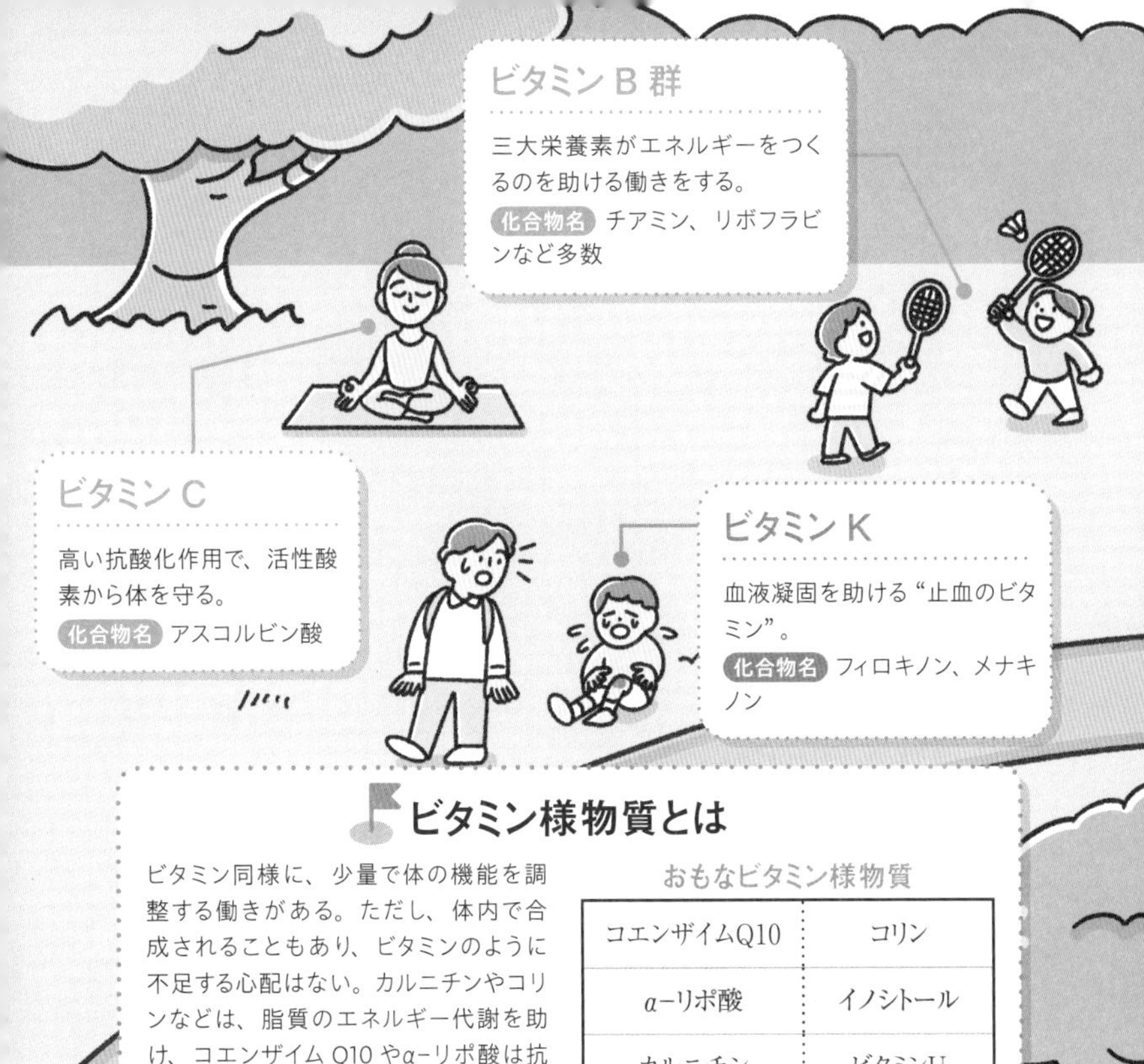
ビタミンB群
三大栄養素がエネルギーをつくるのを助ける働きをする。
化合物名 チアミン、リボフラビンなど多数
ビタミンC
高い抗酸化作用で、活性酸素から体を守る。
化合物名 アスコルビン酸
ビタミンK
血液凝固を助ける“止血のビタミン”。
化合物名 フィロキノン、メナキノン

ビタミン様物質とは

ビタミン同様に、少量で体の機能を調整する働きがある。ただし、体内で合成されることもあり、ビタミンのように不足する心配はない。カルニチンやコリンなどは、脂質のエネルギー代謝を助け、コエンザイムQ10やα-リポ酸は抗酸化作用を持ち、体の酸化を予防する。

おもなビタミン様物質

コエンザイムQ10	コリン
α-リポ酸	イノシトール
カルニチン	ビタミンU

名をそのまま使用するものもあります。ビタミンの名前は発見された順につけられたものの、あとから既に発見されている物質と同じとわかって外されたり、化学構造が判明して化学名がつけられたため、今のようなラインナップになりました。

　ビタミンは基本的に体内で合成されない物質です。ビタミンA・D・E・Kは「脂溶性ビタミン」、ビタミンB群・Cは「水溶性ビタミン」に分けられます。また、**ビタミンとよく似た働きを持つ有機物をビタミン様物質**といいます。これらは体内で合成できる、必ずしも必須ではないなどの理由で、ビタミンには含まれません。

Finding

水に溶けても失われるワケではない！水溶性ビタミン

#ビタミンB群 #ビタミンC

水溶性ビタミンはとり過ぎても尿から排出される

水溶性ビタミン

水溶性ビタミンは、8つのビタミンB群とビタミンCの、全部で9種類です。水溶性ビタミンは水に溶けやすい性質を持っており、とり過ぎても尿とともに排泄されます。そのため特定の食べ物のとり過ぎや、ビタミン薬の過剰な投与によって引き起こされる過剰症になることはほ

水溶性ビタミンの特徴

特徴　水に溶ける

ビタミンB群	ビタミンB1 糖質をエネルギーに変えるときに必須。脳の神経機能を正常に保つ働きがある。	ビタミンB2 三大栄養素のエネルギー代謝を助ける。細胞の再生を助ける役割も果たす。
	ナイアシン 三大栄養素をエネルギーに変えるサポートをするほか、アルコールの分解を助ける。	ビタミンB6 たんぱく質の合成と分解に不可欠。脳の神経伝達物質の合成にも関わる。
	ビタミンB12 葉酸と協力して細胞分裂に欠かせない核酸の合成に関与。赤血球の生成を助ける。	葉酸 DNAを合成するのを助ける。赤血球をつくる造血作用もある。
	パントテン酸 三大栄養素のエネルギー代謝をサポート。副腎皮質ホルモンの合成にも関わる。	ビオチン エネルギー代謝を助けるほか、皮膚の炎症を抑える役割もある。
ビタミンC	コラーゲンを合成する際に必要。抗酸化作用や日焼けの予防効果あり。	

ビタミンCをムダなくとるには

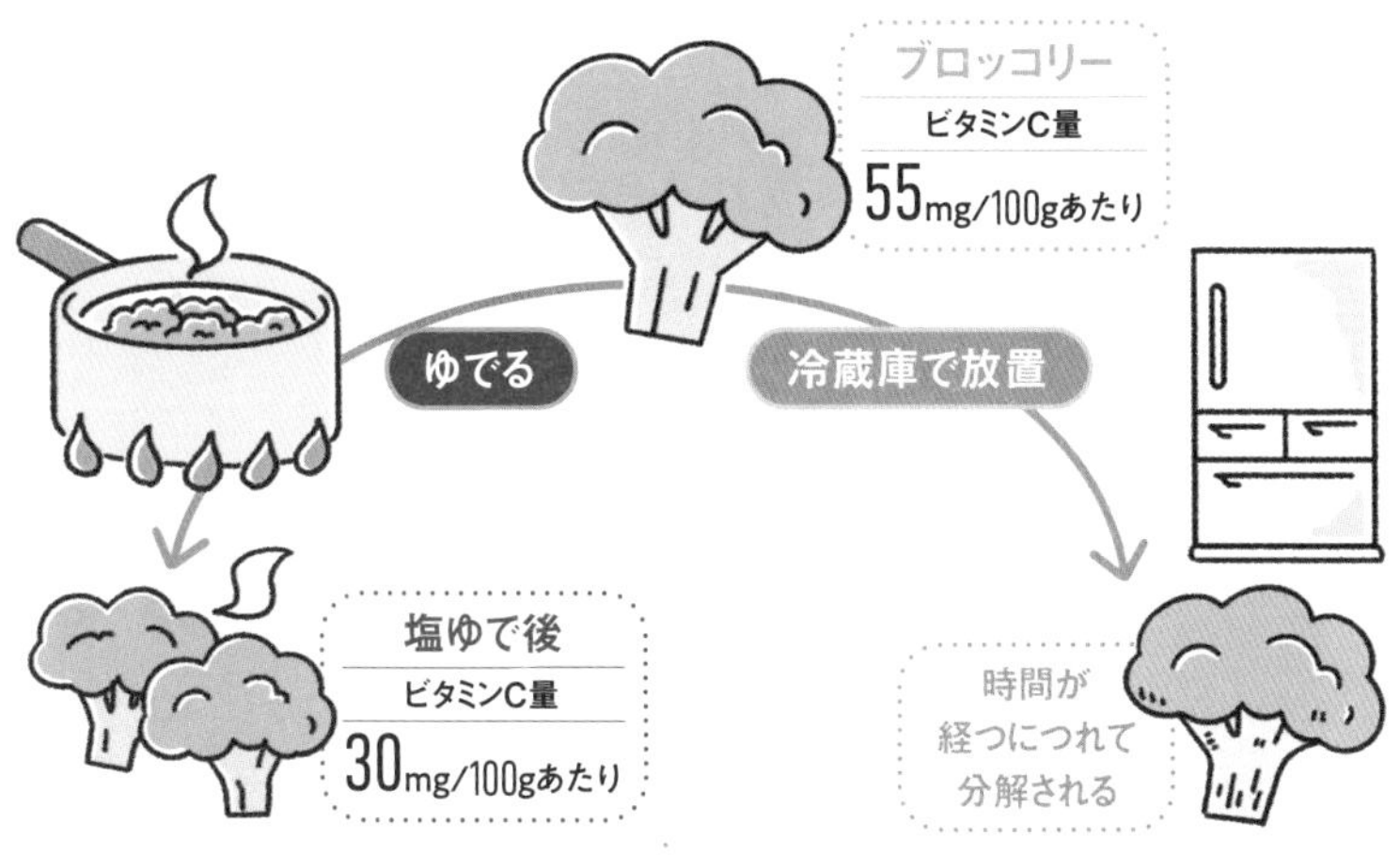

溶けたビタミンはお湯の中に

野菜をゆでると、水溶性のビタミンCはお湯の中に溶け出す。ただし、汁の中には成分が残っているので、スープや煮物にして汁ごと飲むと、ムダなく摂取できる。生食可能な野菜ならサラダなど、そのまま食べるのがおすすめ。

保存方法を工夫して

野菜に多く含まれるビタミンCは、収穫後、空気中の酸素や熱と反応してどんどん分解され、減っていく。購入後はパックに入れて冷蔵や冷凍保存をするなどして、分解を極力抑える工夫をし、早めに食べよう。

とんどありません。一方、水溶性ビタミンは排泄されやすく体内に蓄えておけないため、食事から毎日とる必要があります。

ビタミンB群は三大栄養素の代謝を助ける働きを持ち、エネルギーをつくり出すのには欠かせないビタミンです。鶏・豚・牛のレバーにはビタミンB群が豊富に含まれています（P52・53参照）。

ビタミンCは、野菜や果物、いも類に豊富に含まれていますが、水に溶けやすいだけでなく、酸素や熱によって成分が壊れやすい性質があります。入手したら冷蔵や冷凍保存をして、なるべく早めに使い切るようにしましょう。

Finding

油と一緒にとれば吸収効率アップ！脂溶性ビタミン

#ビタミンA #ビタミンD #ビタミンE #ビタミンK

脂溶性ビタミンのうちAやDは不足傾向

脂溶性ビタミンは、ビタミンA・D・E・Kの全部で4種類。水には溶けず、油に溶ける性質があります。脂溶性ビタミンは体内に蓄積されるため、とり過ぎると過剰症を引き起こすおそれがあります。しかし、日本人の場合はビタミンAやビタミンDがどちらかというと不足し

脂溶性ビタミンの特徴

特徴　油脂に溶ける

ビタミンA	皮膚や粘膜を強化し、免疫力を高める働きや、抗酸化作用で老化を予防する働きがある。視覚の機能維持にも重要。
ビタミンD	カルシウムやリンの吸収を高め、骨や歯を丈夫に保つ。また、血中のカルシウム濃度が一定になるよう調整する。
ビタミンE	抗酸化作用の働きで、細胞や血管の酸化を防ぎ、老化や動脈硬化を予防。性ホルモンの分泌の調整にも関わる。
ビタミンK	けがなどで出血したときに、血液を凝固させるのを助ける。カルシウムを沈着させ、骨の形成を助ける働きもある。

油ととれば吸収効率アップ

脂溶性ビタミンは、水に溶けず、熱しても壊れにくく、油に溶ける性質があるので、食材は油と一緒に炒めたり揚げたりすると、体内の吸収率がアップする。また、生野菜として食べるときは、油を含むドレッシングをかけるのがおすすめ。

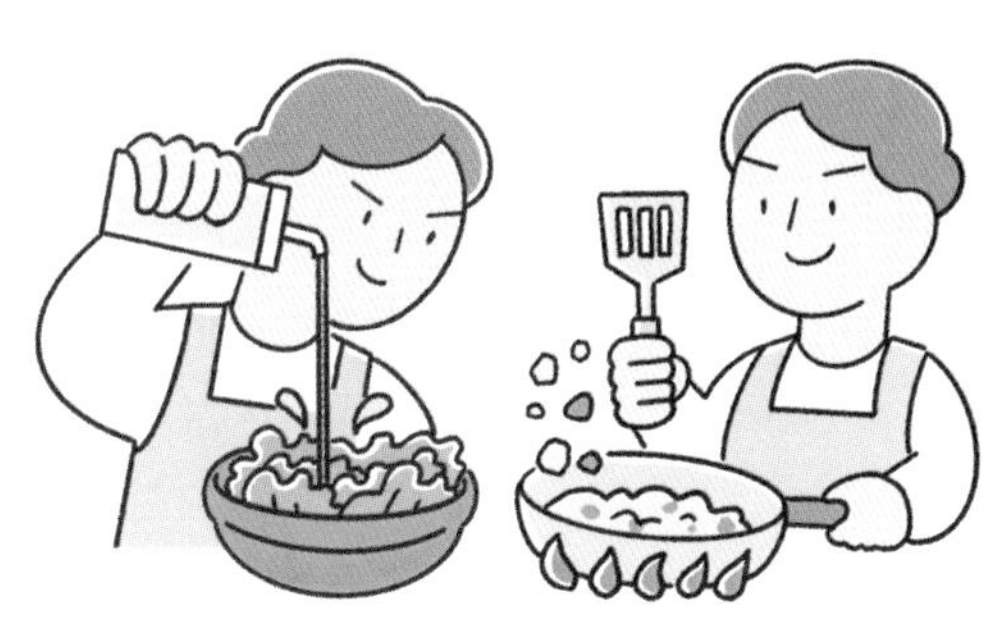

Column

脂溶性ビタミンと過剰症

脂溶性ビタミンは水には溶けないため、尿とともに体外へ排泄されない。そのため、とり過ぎると体内に蓄積して過剰症を発症する可能性がある。ビタミンＡでは頭痛や吐き気、ビタミンＤでは血中カルシウム濃度が上昇し、倦怠感や食欲不振、ビタミンＥでは血が止まりにくくなるなどのリスクが高まる。ただし、サプリメントなどを過剰摂取しなければ、普通に生活をしている分には過剰症を心配することはない。ちなみに、ビタミンKはとり過ぎても過剰症の心配がほぼない。

がちといわれています。

ビタミンAは皮膚や粘膜、視力の健康を保ち、レバーや緑黄色野菜に多く含まれています（P52・53参照）。ビタミンDは骨を丈夫に維持するほか、筋肉や免疫への作用があることも判明し始めており、研究が進められています（P144・145参照）。ビタミンEには強い抗酸化作用があり、老化の予防効果が期待されています。ビタミンKは血液の凝固を助ける作用があり、発酵食品などに豊富に含まれます。

脂溶性ビタミンは脂質と一緒にとると吸収率がアップすることから、油で調理すると、より効率的に摂取することができます。

Finding

ビタミンが豊富な食べ物

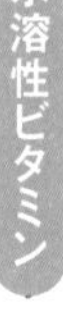

#脂溶性ビタミン

ビタミン B1

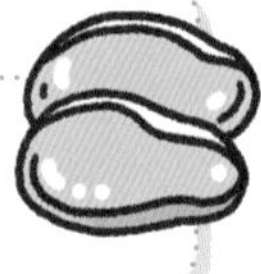

豚ヒレ肉　　のり
生ハム　　うなぎ（かば焼き）
たらこ　　ドライトマト

ビタミン B2

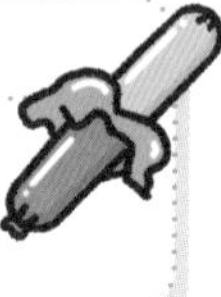

干ししいたけ　　卵白
魚肉ソーセージ　　パセリ（乾）
かつお削り節　　アーモンド

ナイアシン

マグロ（赤身）　　ゴマサバ（水煮）
紅茶　　アンチョビ缶詰
ローストビーフ　　しらす干し

ビタミン B6

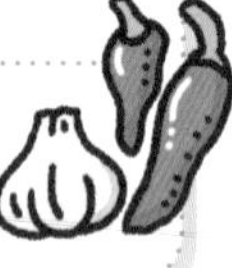

赤とうがらし（乾）　　ピスタチオ
にんにく　　鶏レバー
牛レバー　　バジル

ビタミン B12

シジミ（水煮）　　生牡蠣
鶏レバー　　からすみ
あんこう肝　　サンマ

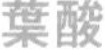

葉酸

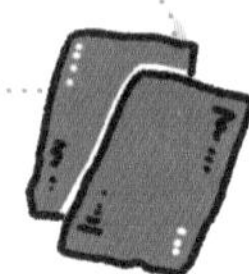

のり　　ブロッコリー
パセリ（乾）　　モロヘイヤ
牛レバー　　鶏レバー

パントテン酸

鶏レバー　　納豆
豚レバー　　たらこ
干ししいたけ　　卵黄

ビオチン

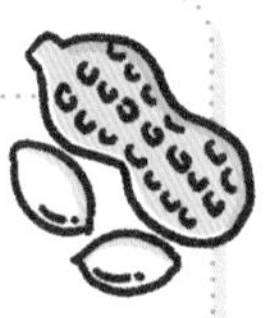

牛レバー	鶏レバー
ドライトマト	ピーナッツ
卵白	えだまめ

ビタミンC

赤ピーマン	のり
芽キャベツ	しょうが（おろし）
ブロッコリー	キウイフルーツ

ビタミンA

鶏レバー	にんじん
あんこう肝	しそ
うなぎ（かば焼き）	モロヘイヤ

ビタミンD

きくらげ（乾）	干ししいたけ
かつお酒盗	しらす干し
あんこう肝	スモークサーモン

ビタミンE

ひまわり油	すじこ
アーモンド	からすみ
抹茶	赤とうがらし（乾）

ビタミンK

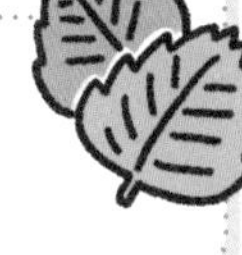

カットわかめ	ひじき（乾）
ひきわり納豆	モロヘイヤ
しそ	パセリ（乾）

参考：「日本食品標準成分表2020年版（八訂）」

体によいビタミンもとり過ぎには注意 幅広い食材を食べる工夫を

ビタミンのほとんどは体内で合成できず、できても少量のため、食事から摂取する必要があります。とはいえ、ビタミンCを摂取したいからと、果物ばかり摂取していると、糖分のとり過ぎになります。

また、ビタミンB_1を補うため豚肉を食べるのはよいのですが、豚肉には脂肪も含まれるため、とり過ぎは脂質の過剰摂取につながります。

何でも「過ぎたるは及ばざるがごとし」。体によいビタミンも、とり過ぎると過剰症になるものもあります。必要なビタミンをバランスよくとるためには、さまざまな食材を食べるよう意識しましょう。

New & Old

カップ麺でもビタミンはとれる？

#ビタミンB1
#ビタミンA
#ビタミンD

OLD ビタミン不足の時代

カップ麺が初めて発売されたのは1971年。お湯をかけて3分でできる「魔法のラーメン」として話題になり大ヒットしたものの、ビタミンB群、とくにB1不足で脚気になる若い世代が続出。社会問題になった。

Column

肝油ドロップでビタミンを補う

ビタミンDが不足すると、カルシウムが骨に沈着しにくくなり、子どもの場合は骨の成長障害や、大人は骨が変形する骨軟化症のリスクがある。その予防のため開発されたのが、肝油ドロップ。肝油は、タラやサメなど魚の肝臓から抽出したエキスをゼリー状に固めたもの。ビタミンDとともにAも豊富に含まれ、戦前から子どもたちの栄養補給に利用されてきた。

ビタミンが強化された今どきのカップ麺

カップ麺はインスタントラーメンに続いて、一九七一（昭和46）年に発売されました。鍋も食器も必要がなくなり、「安くて便利でおいしい」と、一人暮らしの学生の日常食としてまたたくまに全国に広がっていきました。

ところが、カップ麺は糖質が中心なので、OLD そればかり食べているとビタミンが不足していきます。中でもビタミンB1は、不足するとエネルギー不足による倦怠感が現れ

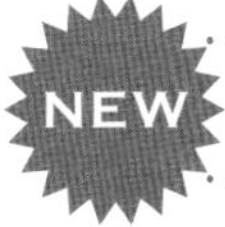

カップ麺でビタミン不足とはいわせない

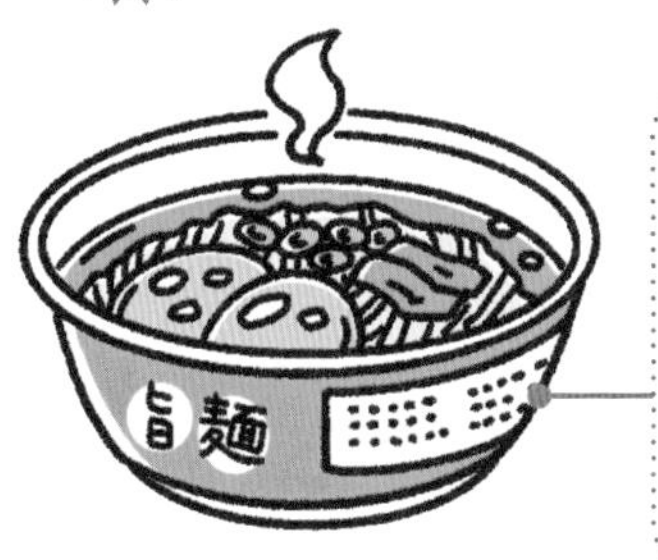

成分表示例

熱量	360kcal	食塩相当量	5.0g
たんぱく質	11.2g	ビタミンB_1	0.22mg
脂質	15.0g	ビタミンB_2	0.34mg
炭水化物	46.0g	カルシウム	100mg

脚気が社会問題化して以降、メーカーは改善策として、カップ麺にビタミンB_1を添加。現在では、日本人に不足しがちなビタミンB_2とカルシウムも栄養強化剤として加えられている。

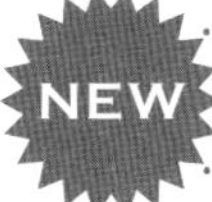

極端に不足することはない

現在の食生活では、市販品にも不足しがちなビタミンが添加され、サプリメントが手軽に買えるようになり、ビタミンが極端に不足することはほとんどなくなった。ただし、無理なダイエットや偏った食事はビタミン不足を招き、サプリメントのとり過ぎは過剰症になりかねないので要注意。栄養バランスのとれた食事がいちばん！

るだけでなく、慢性的に不足すると脚気（かっけ）という病気を発症します。そのため、カップ麺ばかり食べる若者に脚気患者が急増、NEW **メーカーは一九七五年頃からビタミンB_1の添加に踏み切ったのです**。その後、脚気は改善されてきました。

現代社会では、NEW **ビタミンが極端に不足することはほとんどありませんが**、ビタミンAやビタミンDは不足しがちな傾向にあります。今後は栄養強化のために、カップ麺やレトルト食品にこれらのビタミンが添加されることになるかもしれません。

Q

Question

ミネラルとは体内の金属のことである。◯か×か?

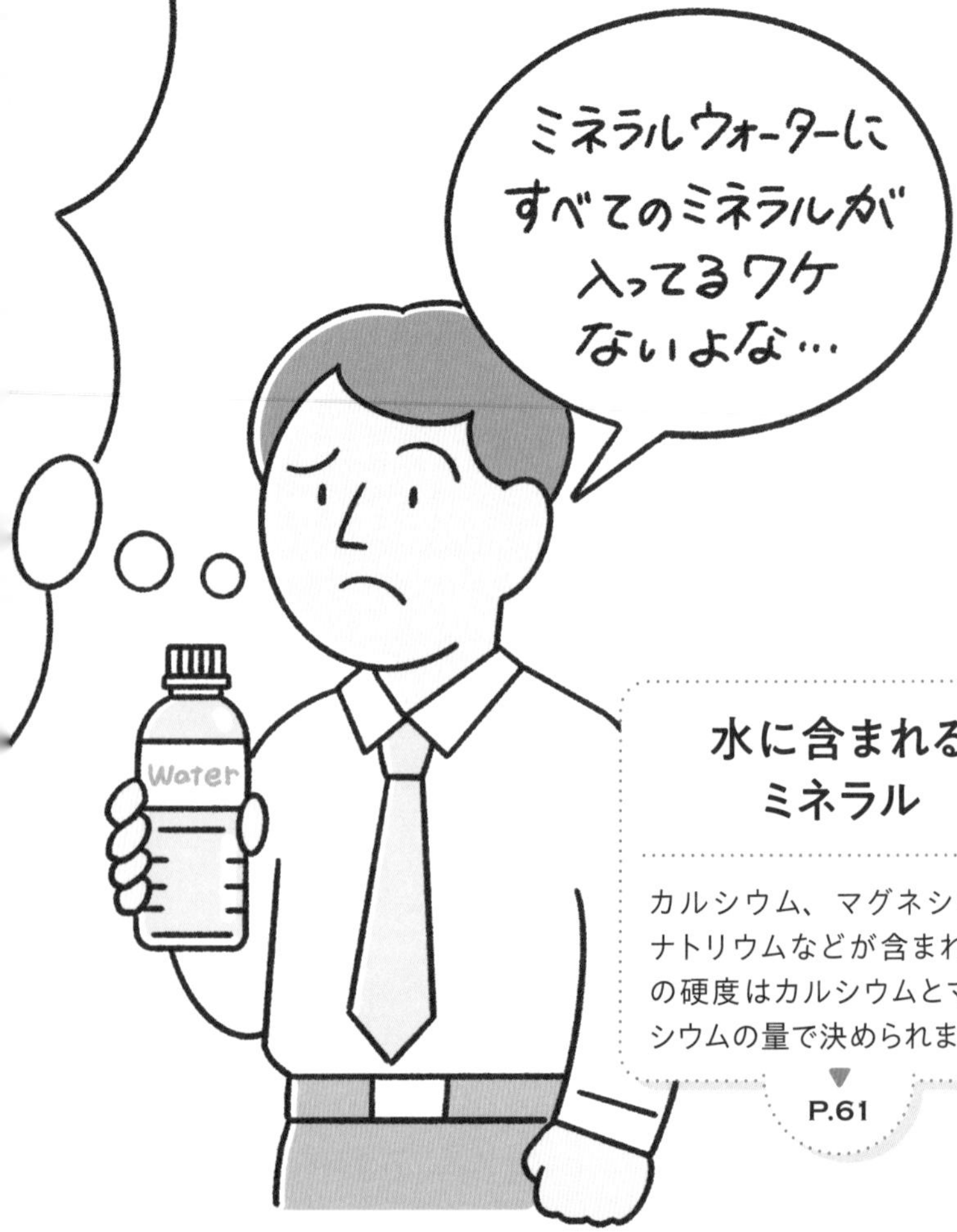

ミネラルウォーターにすべてのミネラルが入ってるワケないよな…

Water

水に含まれるミネラル

カルシウム、マグネシウム、ナトリウムなどが含まれ、水の硬度はカルシウムとマグネシウムの量で決められます。

▼
P.61

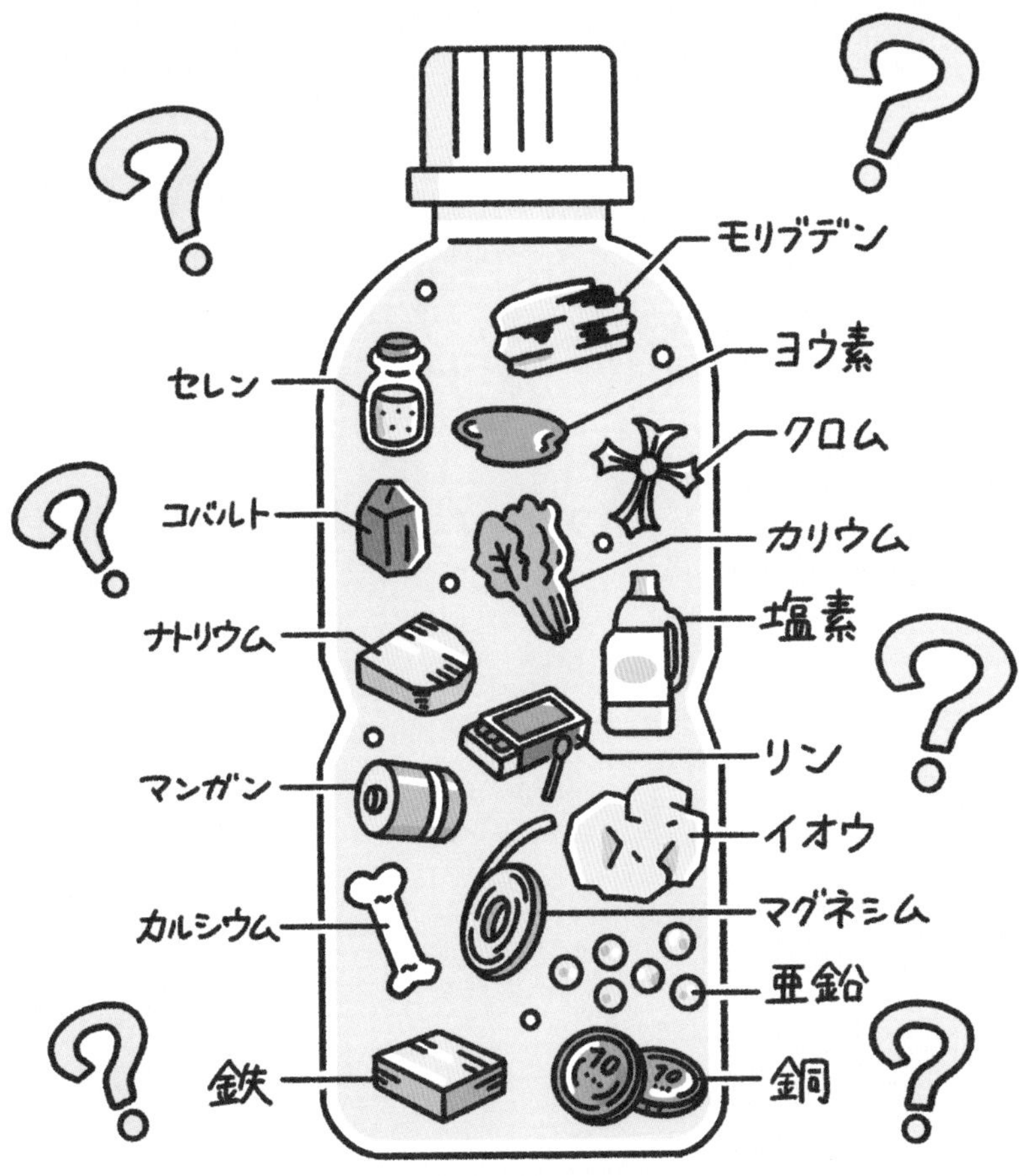
モリブデン
ヨウ素
セレン
クロム
コバルト
カリウム
塩素
ナトリウム
リン
マンガン
イオウ
マグネシウム
カルシウム
亜鉛
鉄
銅

Answer

×。金属とは限らない！ミネラルは無機質の栄養素

ミネラルとは、体を構成する4つの元素（炭素、酸素、水素、窒素）以外の、体に必要な元素の総称です。鉄や銅などの金属だけでなく、非金属のフッ素やヨウ素も含みます。ビタミンと同様に体の調子を整えるために働くものと、体を形づくるものがあります。

Answer

金属とは限らない！ミネラルは無機質の栄養素

#多量ミネラル

#微量ミネラル

ミネラルの2つの働き

体をつくる

骨や歯をつくるカルシウムやリン、マグネシウム、赤血球の原料となる鉄など、体の構成成分として必要不可欠。

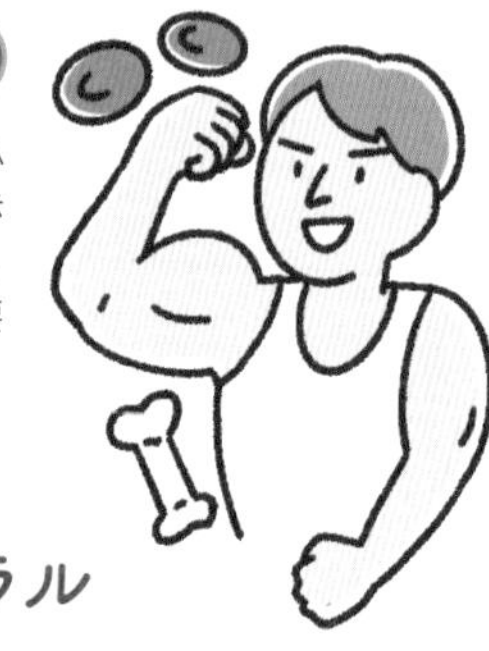

ミネラル
＝
無機質

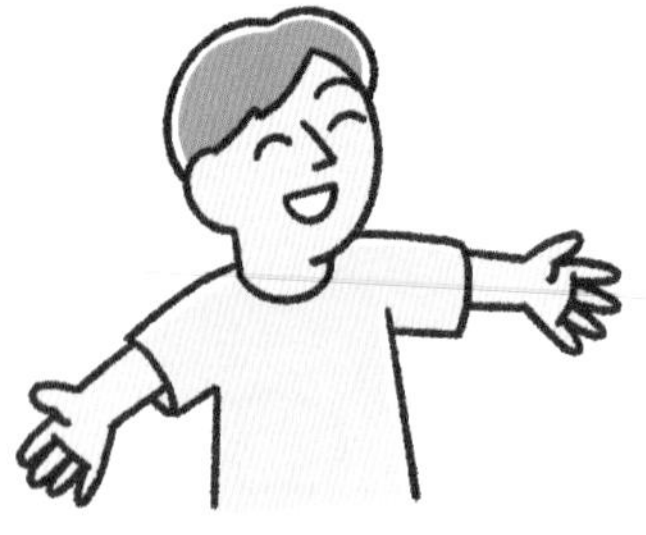

生体機能の維持

三大栄養素からエネルギーをつくるのを助けたり、体内の水分量や血圧をコントロールしたり、生体機能が正常に働くのを助ける。

ヒトの体に不可欠な必須ミネラルは16種類

ミネラル（無機質）とは、水素、酸素、炭素、窒素を除いた元素を指します。ミネラルは、ヒトの体を構成する成分の約5％とごくわずかですが、**生体のさまざまな機能を担い、健康を維持するために重要な役割を果たしています。**

地球上にはたくさんのミネラルが

多量ミネラルと微量ミネラル

多量ミネラル

1日の摂取量が100mg以上必要なミネラルで、主要ミネラルとも呼ばれる。

微量ミネラル

1日の摂取量が100mg未満で十分なミネラル。

多量ミネラル				
	ナトリウム(Na) 体内の水分量や体液の浸透圧を正常に保つ。	カルシウム(Ca) 骨や歯の主成分。神経伝達物質としても働く。	マグネシウム(Mg) 骨や歯の形成を助ける。血圧調整の役割も担う。	塩素(Cl) 細胞外液の主成分。体液の浸透圧を正常に保つ。
	イオウ(S) 髪、爪、皮膚の主成分。エネルギー代謝にも関与。	カリウム(K) 細胞内の浸透圧を維持。ナトリウムの排泄も。	リン(P) 骨や歯の材料に。エネルギー生成を助ける。	

微量ミネラル			
	鉄(Fe) 赤血球の材料になり、全身に酸素を運ぶ。	銅(Cu) 貧血を予防。活性酸素の分解にも関わる。	クロム(Cr) インスリンの働きを助け、血糖値を下げる。
	コバルト(Co) ビタミンB_{12}の材料として、貧血を予防。	亜鉛(Zn) 細胞の生成を助け、味覚を正常に保つ働きも。	セレン(Se) 活性酸素の分解をサポートし、老化を予防。
	モリブデン(Mo) 尿酸の生成を助け、有害物質の排泄を促す。	ヨウ素(I) 甲状腺ホルモンの材料に。子どもの成長促進も。	マンガン(Mn) 骨の代謝や糖質・脂質の代謝を正常に保つ。

存在していますが、そのうち、ヒトの体に不可欠な必須ミネラルはおもに16種類。必要量はミネラルによっても異なり、1日に100mg以上必要な「多量ミネラル」7種類と、100mg以下の「微量ミネラル」9種類に分けられています。いずれも体内では合成できないため、食事から摂取する必要があります。

ミネラルは、不足するとさまざまな欠乏症を引き起こす可能性があるため、「日本人の食事摂取基準（二〇二〇年版）」には、必須ミネラル16種類のうち13種類について、1日の摂取基準量が示されています。基準量の表示がないのはイオウ、塩素、コバルトの3種類です。

Finding

あなたは大丈夫？ミネラル不足にご注意を

#カルシウム #鉄 #マグネシウム

カルシウム、鉄、マグネシウムの不足に注意

ミネラルの中で、日本人に最も不足しがちなのがカルシウムです。カルシウムは吸収率があまり高くなく、吸収率が高めの牛乳・乳製品でも約40％です。喫煙やアルコール、カフェインの過剰摂取は吸収を阻害するといわれているので要注意です。一方、魚介やきのこ類に多いビタミ

不足しがちなミネラル

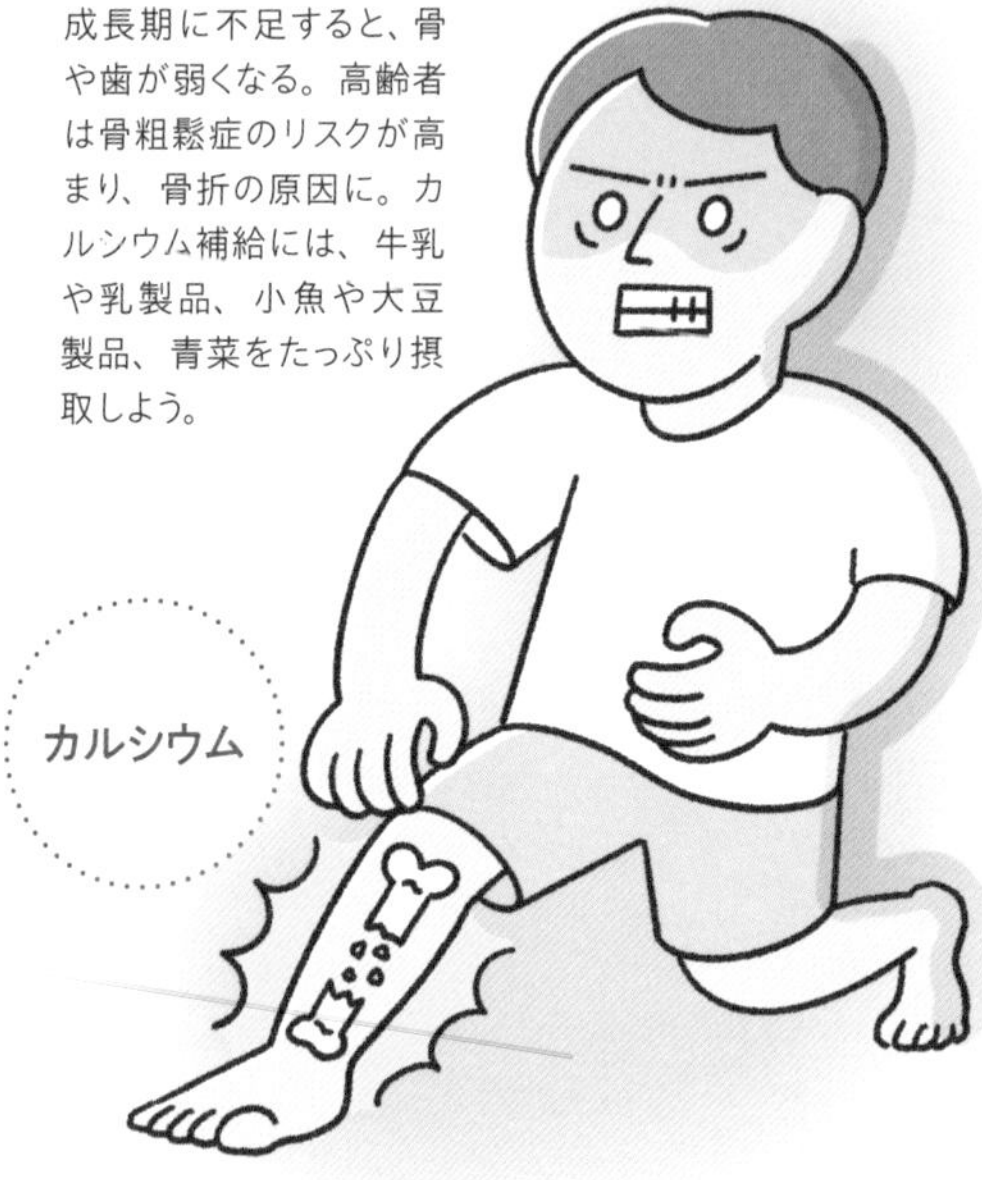

カルシウム

成長期に不足すると、骨や歯が弱くなる。高齢者は骨粗鬆症のリスクが高まり、骨折の原因に。カルシウム補給には、牛乳や乳製品、小魚や大豆製品、青菜をたっぷり摂取しよう。

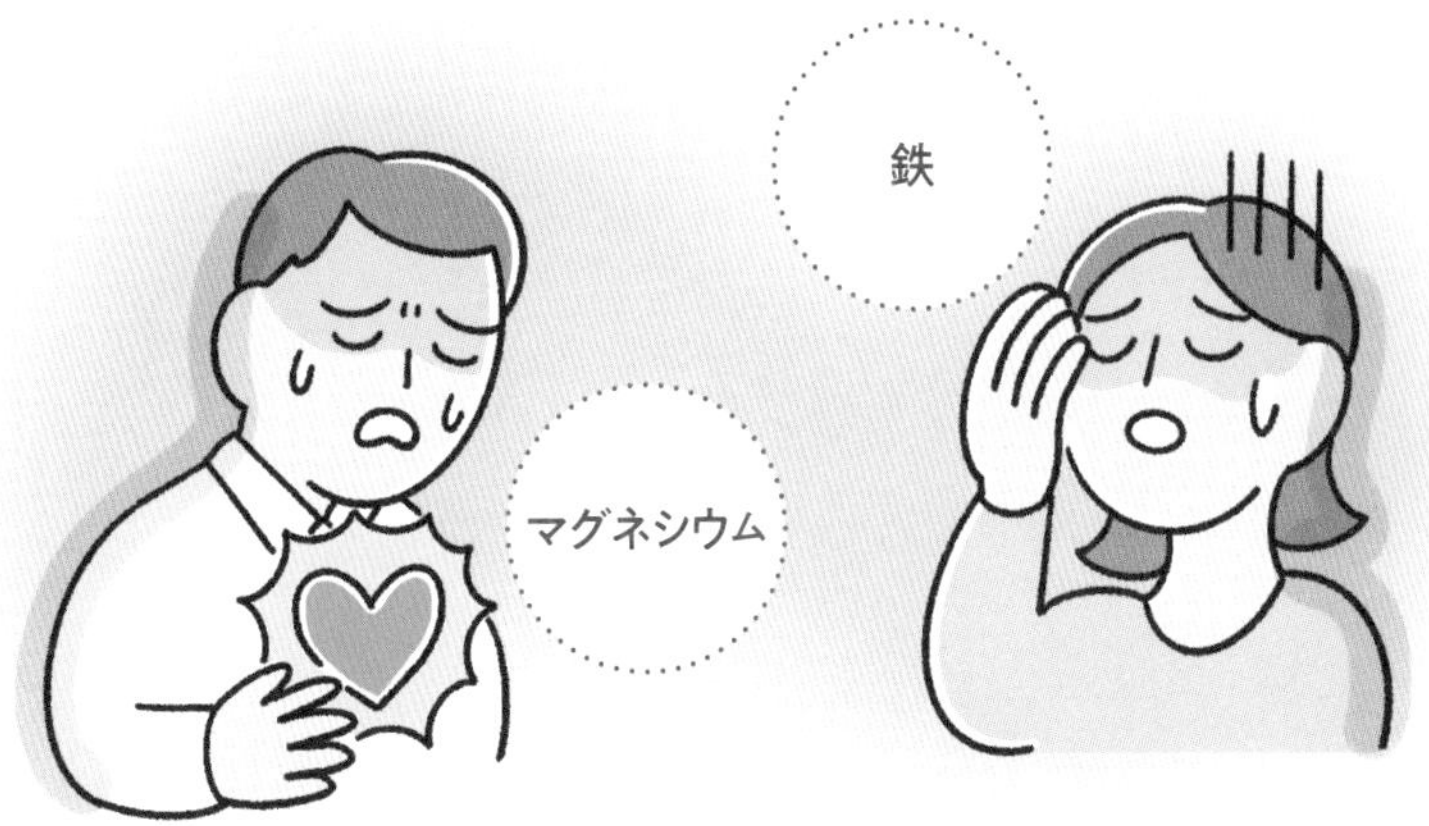

不足すると、味覚障害や、ホルモンの分泌が悪くなる影響で倦怠感が現れる。慢性的に不足すると、心臓疾患のリスクが高まる。予防には、牡蠣や海藻類、種実類を十分に。

赤血球の材料として使われるため、不足すると鉄欠乏性貧血を引き起こし、十分な酸素を運べなくなる。月経時の女性はとくに不足するため、レバーや赤身の肉や魚を積極的に食べよう。

Column

ミネラルウォーターに含まれるミネラル

水に含まれるミネラルには、カルシウム、マグネシウム、ナトリウムなどがある。カルシウムとマグネシウムの含有量が多いほど水の硬度が高くなり（硬水）、口当たりもしっかりしてくる。ヨーロッパの水は多くが硬水に分類され、一方で日本の水はミネラル含有量の少ない軟水が多く、クセがないのでそのまま飲みやすいのが特徴。

ンDは、カルシウムの吸収率を高めるため一緒にとるとよいでしょう。

鉄やマグネシウムも不足しがちなミネラルです。鉄には吸収率の高いヘム鉄と、吸収率の低い非ヘム鉄があり、ヘム鉄は動物性食品に含まれています。また、鉄はビタミンCと一緒にとると吸収率が高まります。

マグネシウムは、海水に含まれる成分のため、魚介類や海藻に多く含まれています。また、ナッツ類や未精製の玄米からも摂取できます。

反対に過剰摂取に関しては、日本人は食塩（ナトリウム）の摂取量が多い傾向にあります。ナトリウムは血圧をあげるので、減塩を心がけましょう。

栄養学

Q Question

食物繊維は消化できないって本当?

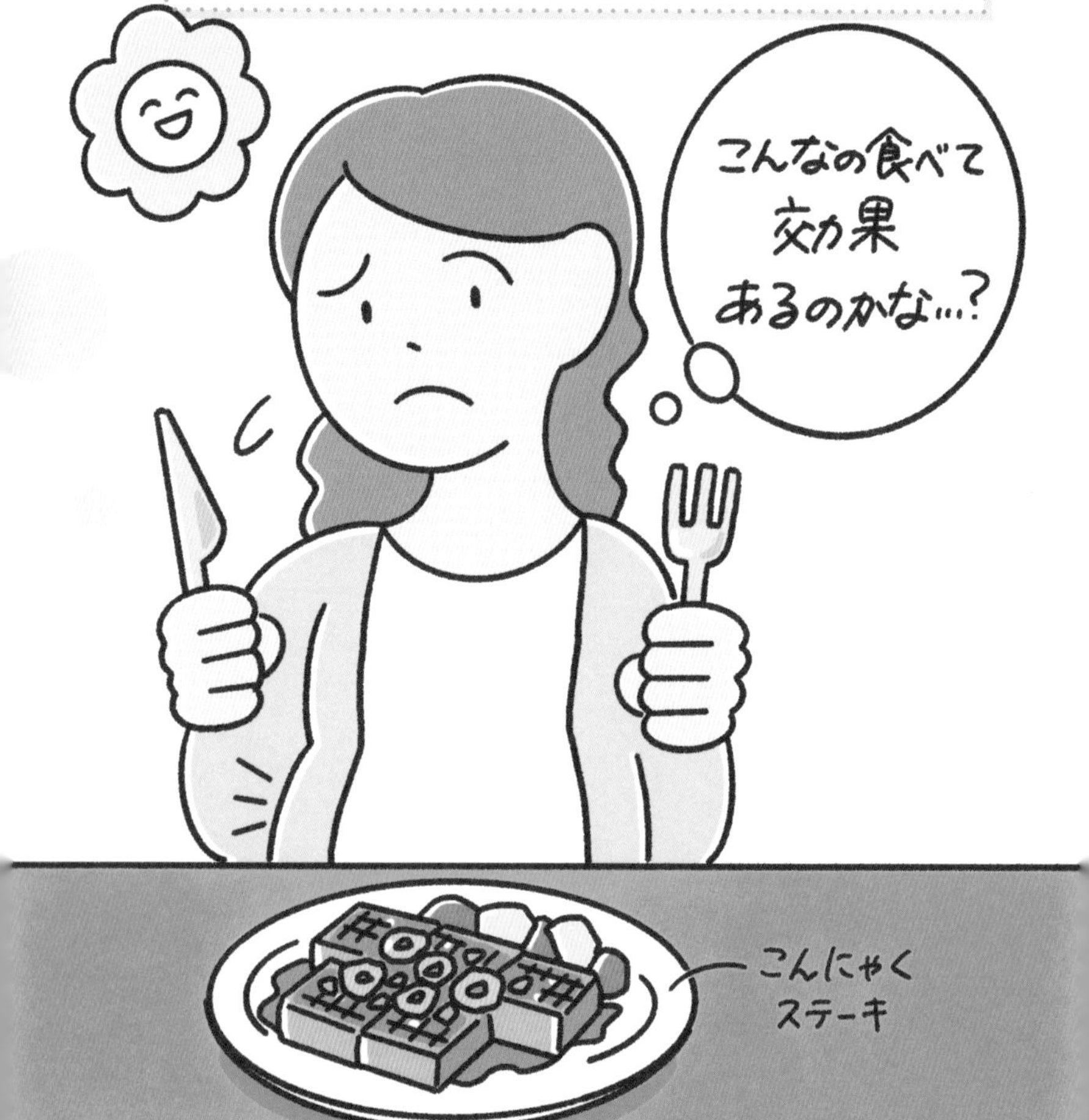

こんなの食べて
効果
あるのかな…?

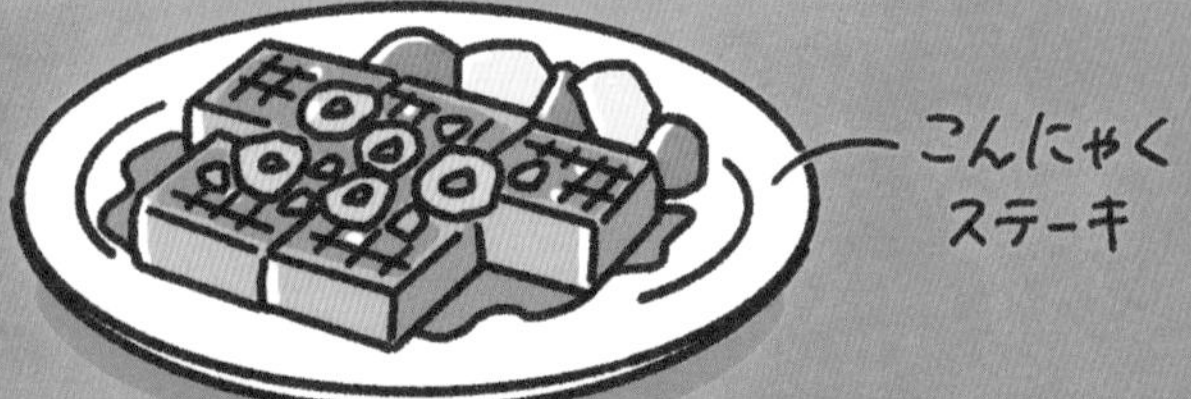

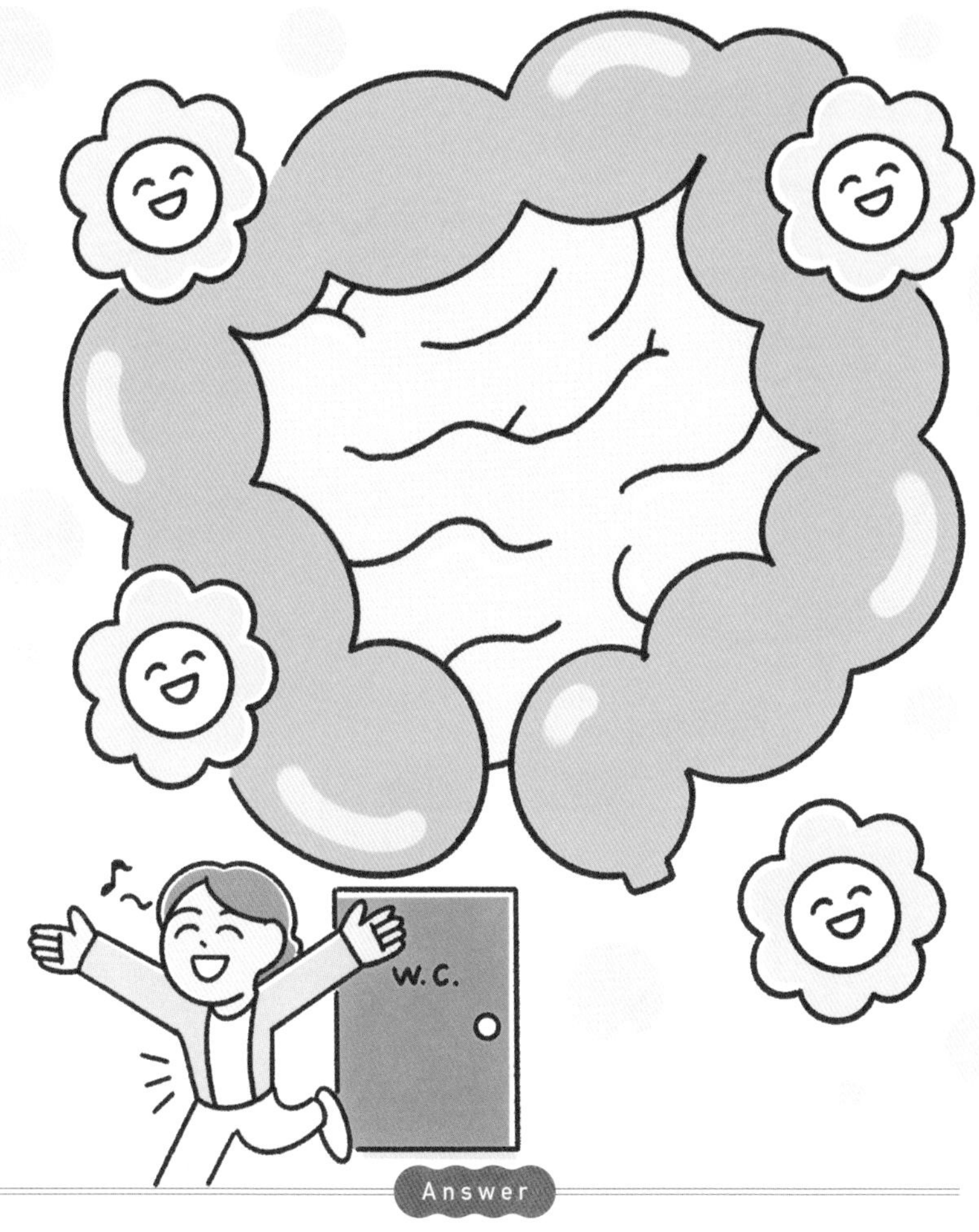

Answer

本当。食物繊維はヒトが消化できない栄養素

食物繊維は、植物性食品に多く含まれており、「ヒトの持つ消化酵素では消化されない成分」を指します。水に溶ける「水溶性食物繊維」と水に溶けない「不溶性食物繊維」に大別されます。以前は役に立っていないと思われていましたが、徐々に優れた機能性が明らかに。今では「第六の栄養素」とも呼ばれ、重要視されています。

Answer

食物繊維は ヒトが消化できない栄養素

#第六の栄養素

食物繊維は炭水化物のひとつ

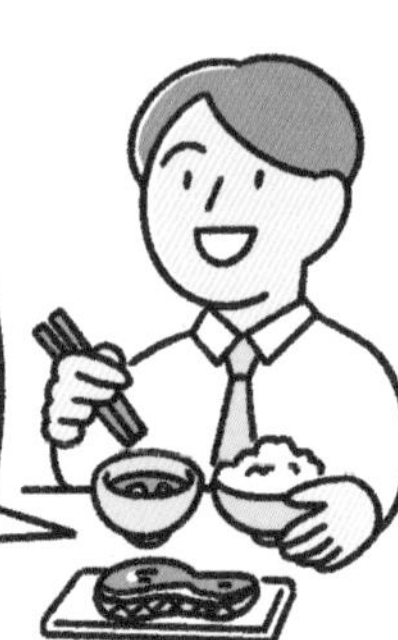

ヒトが消化できる
炭水化物
糖質
ごはんなどの穀類や果物、砂糖などに含まれる成分。消化・吸収されて、ヒトの主要なエネルギー源となる。

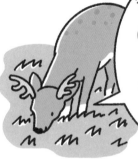

ヒトが消化できない
炭水化物
食物繊維
ヒトを含む肉食動物は分解できない成分。ただし、草食動物が持つ酵素では分解できる。ヒトのエネルギー源にはならない。

消化されないからこそ腸まで達して大活躍

炭水化物と聞くと、イコール糖質と思っている人も多いでしょうが、**炭水化物は糖質と食物繊維の2種類に分けられます。**両者は化学構造が似ているにも関わらず、働きはまったく異なります。

ヒトの場合、食物繊維は消化されずエネルギー源にはならないため、

食物繊維のここがすごい!

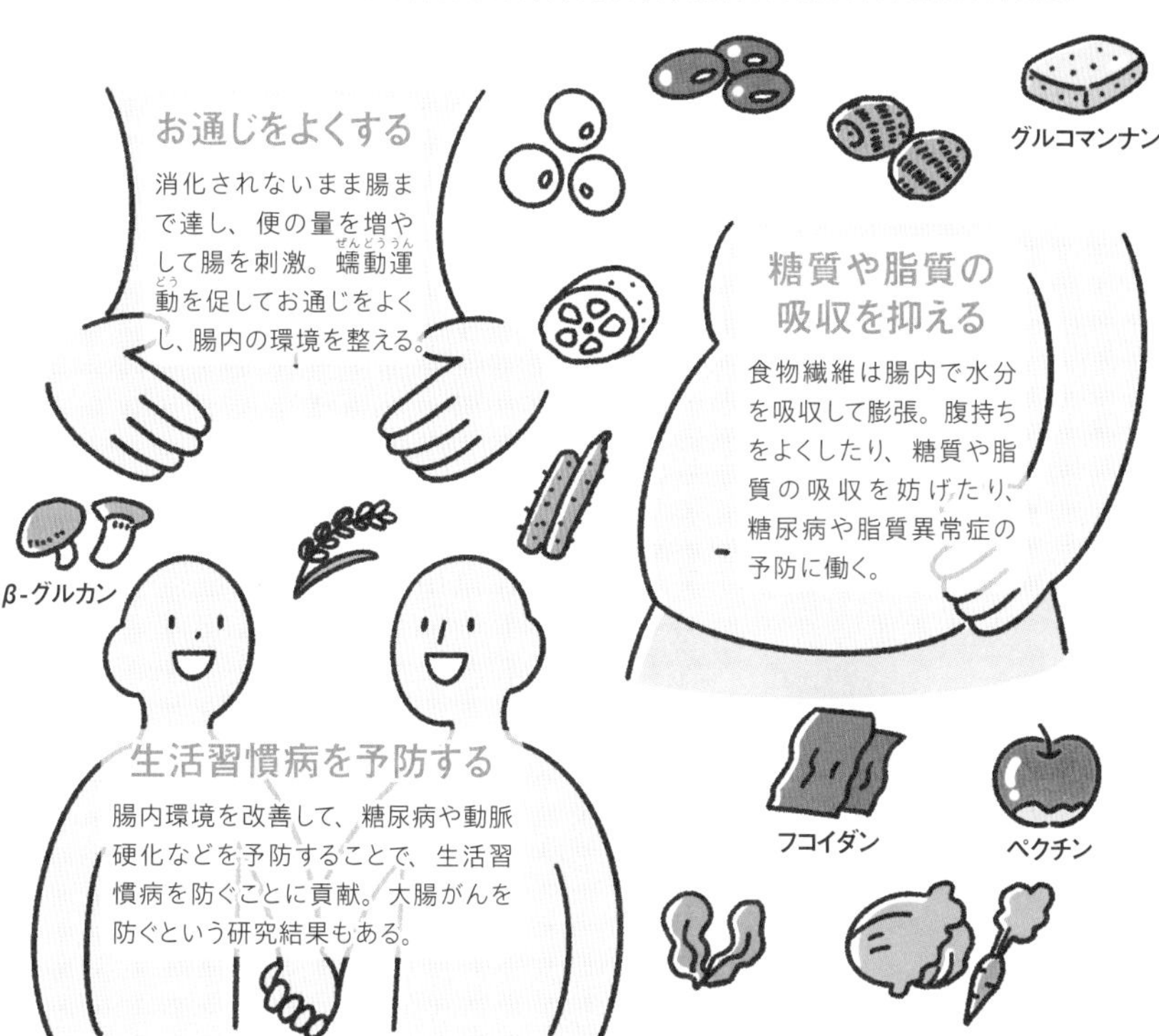

お通じをよくする
消化されないまま腸まで達し、便の量を増やして腸を刺激。蠕動運動を促してお通じをよくし、腸内の環境を整える。
グルコマンナン
糖質や脂質の吸収を抑える
食物繊維は腸内で水分を吸収して膨張。腹持ちをよくしたり、糖質や脂質の吸収を妨げたり、糖尿病や脂質異常症の予防に働く。
β-グルカン
生活習慣病を予防する
腸内環境を改善して、糖尿病や動脈硬化などを予防することで、生活習慣病を防ぐことに貢献。大腸がんを防ぐという研究結果もある。
フコイダン
ペクチン

三大栄養素には入っていません。しかし、消化・吸収されないことにより、大腸を刺激して排便を促したり、小腸での糖や脂質の吸収を抑えて生活習慣病を予防・改善したりするなど、**健康維持に重要な役割を果たしています。**そのため最近では、「第六の栄養素」とも呼ばれています。

食物繊維はおもに植物性食品に多く含まれ、水に溶ける「水溶性」と、水に溶けない「不溶性」の2タイプがあります。前者は海藻類や果物、こんにゃくなどに含まれ、後者は穀類や野菜、きのこ類などに豊富です。体によいとはいえ、食べ過ぎると便がゆるくなることがあるので注意しましょう。

Finding

腸活で注目！発酵性食物繊維とは

#乳酸菌

#ビフィズス菌

発酵は微生物の恩恵

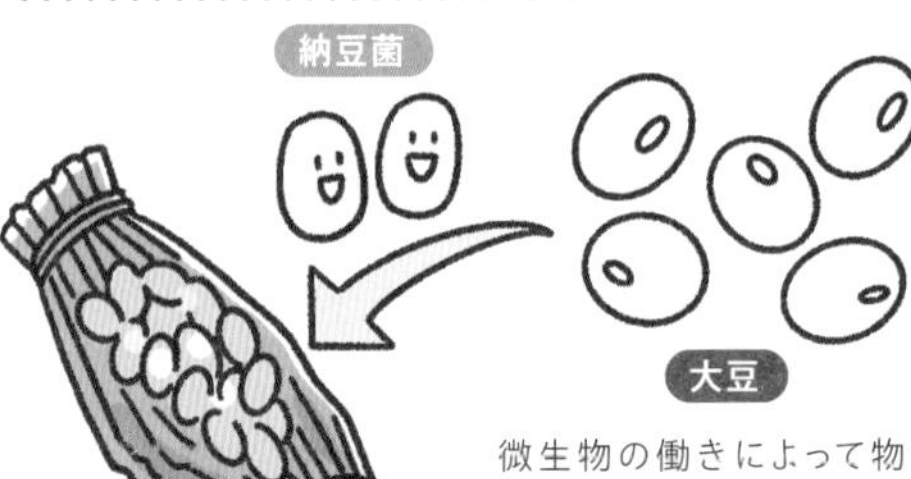

微生物の働きによって物質が変化し、それがヒトにとって有益なものであれば「発酵」、有害なら「腐敗」と呼ぶ。

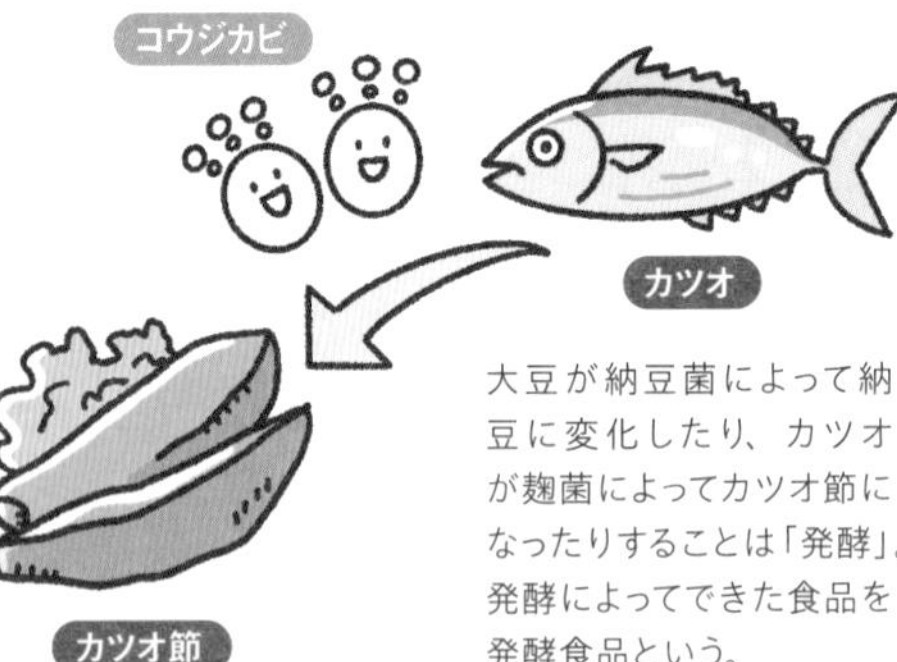

大豆が納豆菌によって納豆に変化したり、カツオが麴菌によってカツオ節になったりすることは「発酵」。発酵によってできた食品を発酵食品という。

ヒトにとって有益な発酵性食物繊維

発酵とは、食品中の成分を微生物が分解した結果、栄養効果がアップしたり風味がよくなったり、ヒトにとってよい効果をもたらす働きのこと。納豆やみそ、醤油など、日本には発酵によって生まれた食品や調味料がたくさんあります。

実は、この発酵が腸内でも起

腸で何が起こっているか

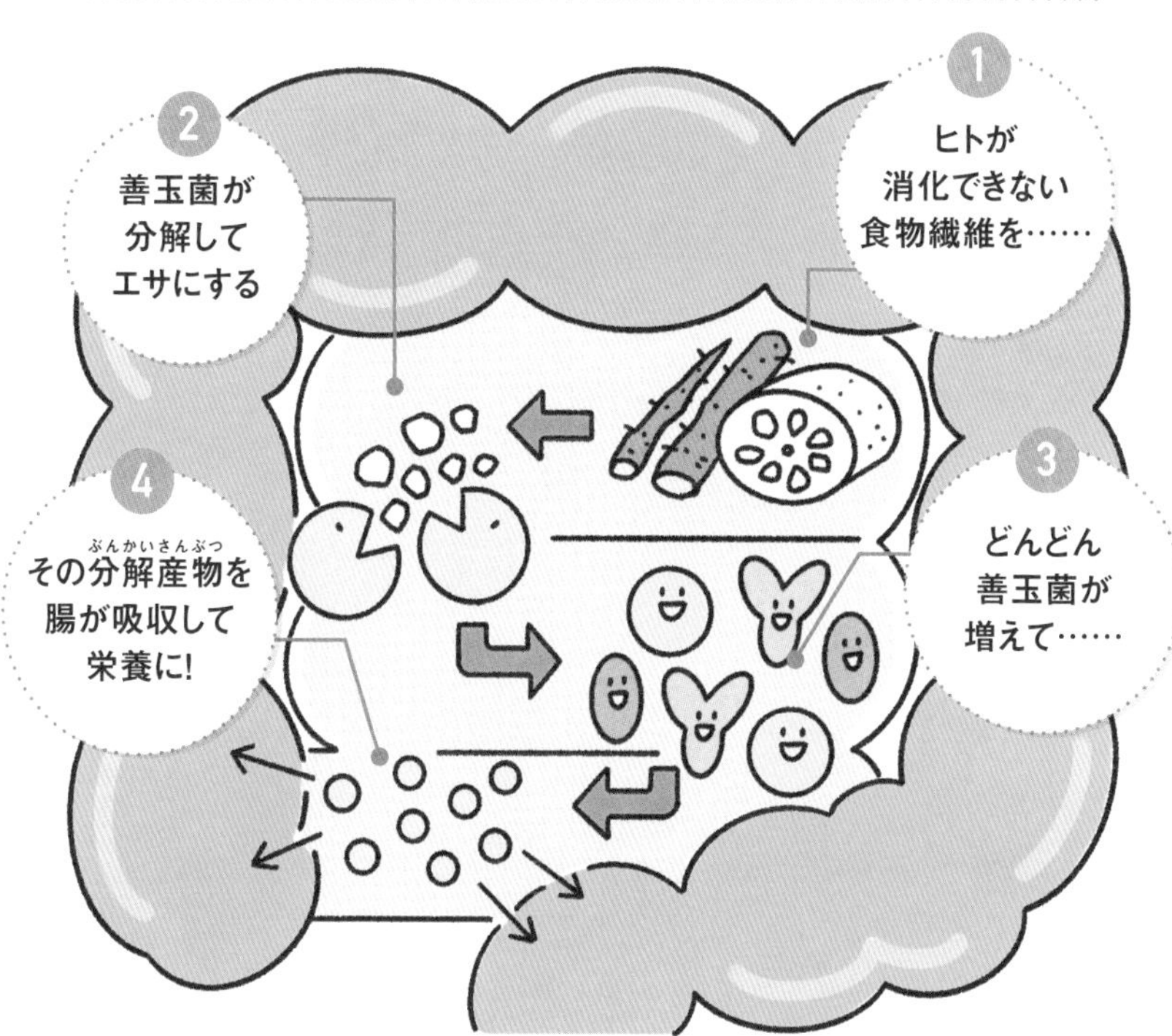

こっているのです。大腸に棲むさまざまな菌のうち発酵を行うのは、善玉菌とも呼ばれる乳酸菌やビフィズス菌です。善玉菌によって分解されるのが、消化されずに腸までやってきた麦などの穀類、海藻類、果物、野菜などに含まれる食物繊維です。これら善玉菌が分解できる食物繊維を**発酵性食物繊維**と呼んでいます。

発酵性食物繊維が腸内に入ると、善玉菌は自らのエネルギー源として利用し、善玉菌の仲間をどんどん増やしていきます。一方、腸内発酵でできた物質は腸から吸収されて、生活習慣病改善や免疫力アップなどの健康維持に役立つことがわかってきています。

Q

Question

第七の栄養素? フィトケミカルは何種類ある?

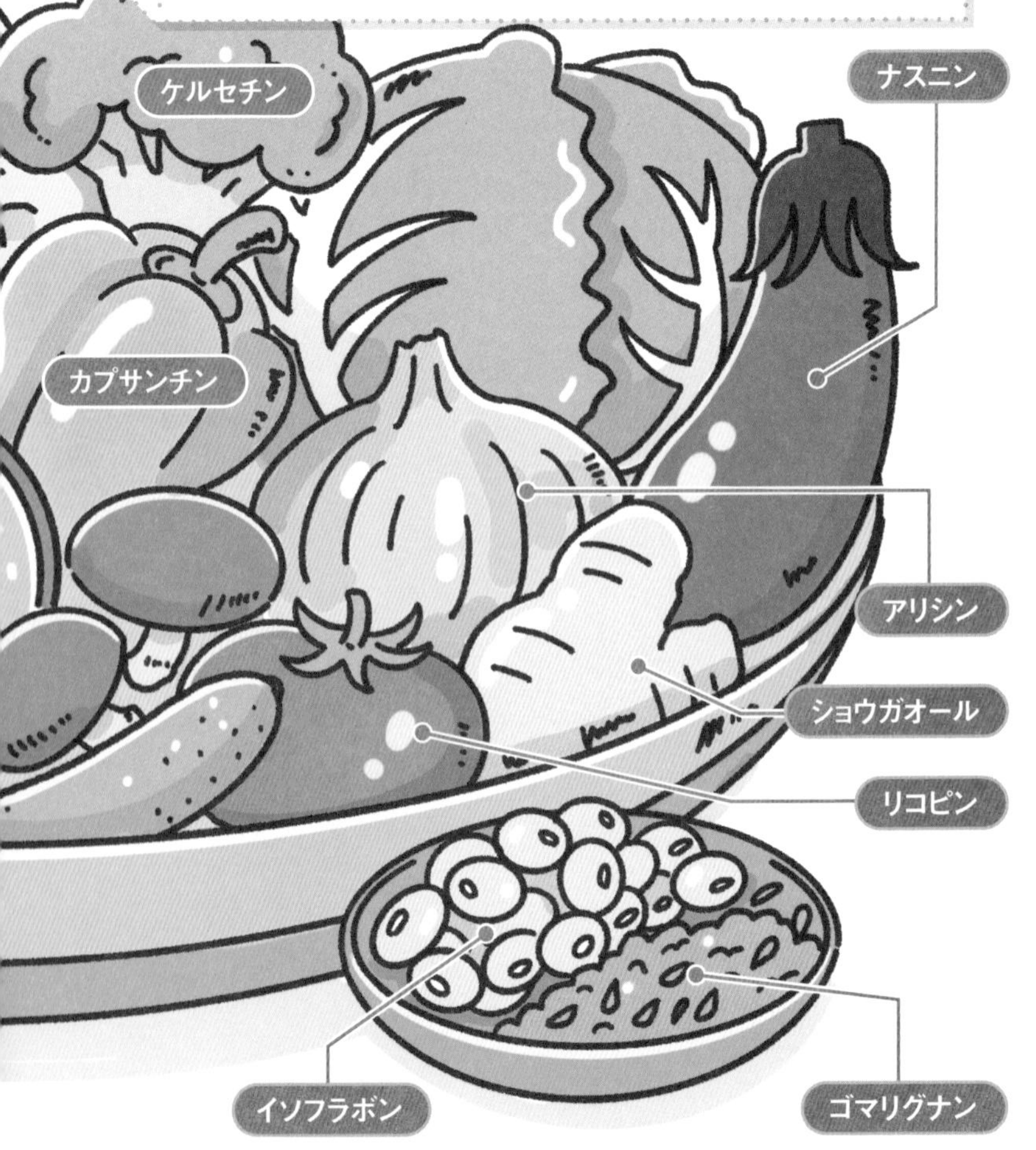
ケルセチン
ナスニン
カプサンチン
アリシン
ショウガオール
リコピン
イソフラボン
ゴマリグナン

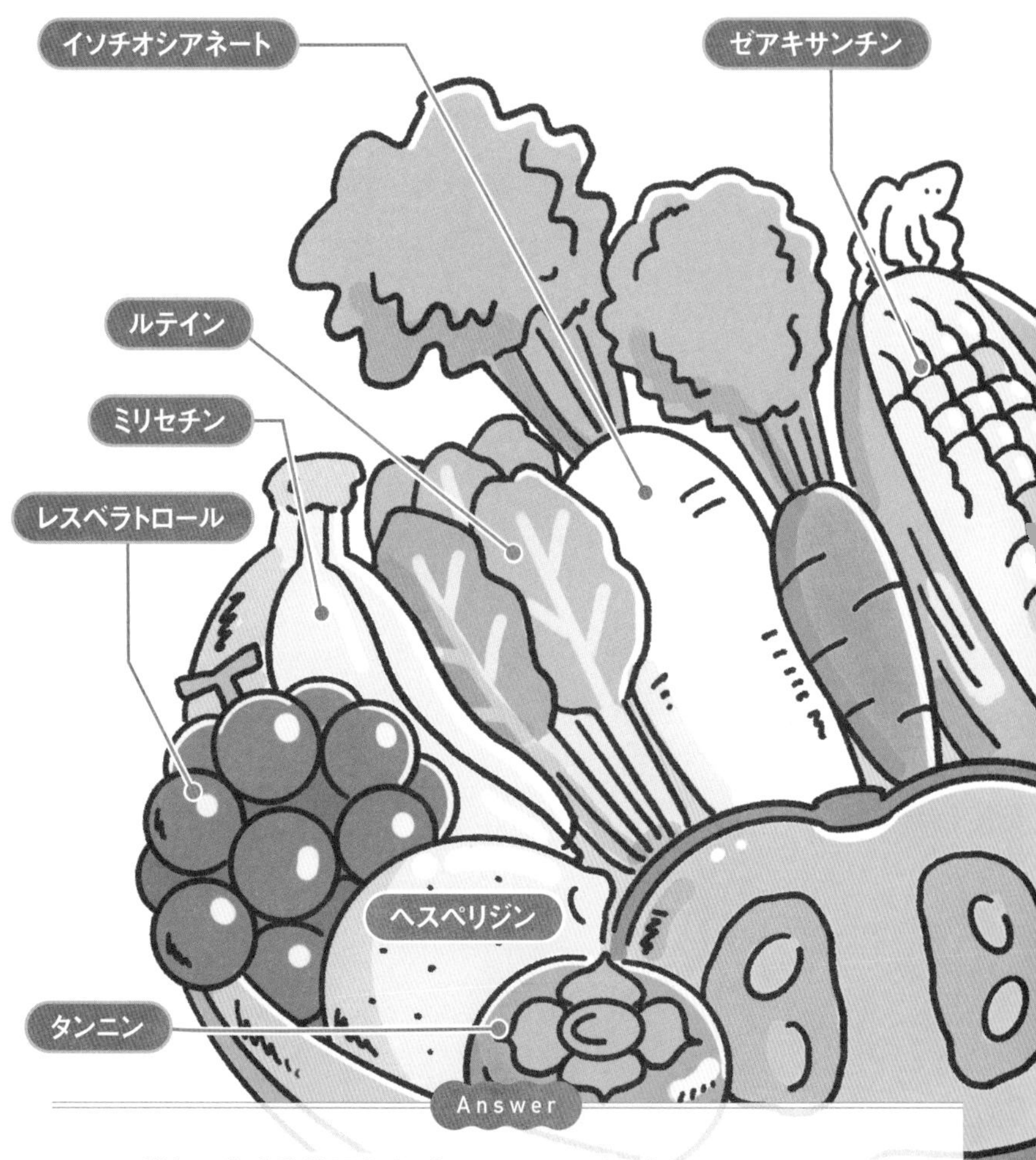

Answer

数千種類以上! フィトケミカルは植物由来の化学物質

フィトケミカル（phyto-chemical）は植物由来の化学物質で、数千種類以上あるといわれています。植物の色素や苦味、香りなどの成分であり、抗酸化作用や抗がん、免疫力アップなど、ヒトの体に役立つ機能性があるものが見つかってきており、「第七の栄養素」として扱うこともあります。

Answer

数千種類以上！フィトケミカルは植物由来の化学物質

＃第七の栄養素

＃機能性成分

全容はまだまだ解明途中のフィトケミカル

　フィトケミカルが注目され始めたのはわずか40年ほど前。アメリカで、「野菜を多く摂取するとがんの予防につながる」という調査結果が発表され、**野菜に含まれる化学物質**が脚光を浴びたことがきっかけでした。数千種類以上あるといわれ、その中にはヒトにとって有益な効果を

植物たちの自己防衛物質

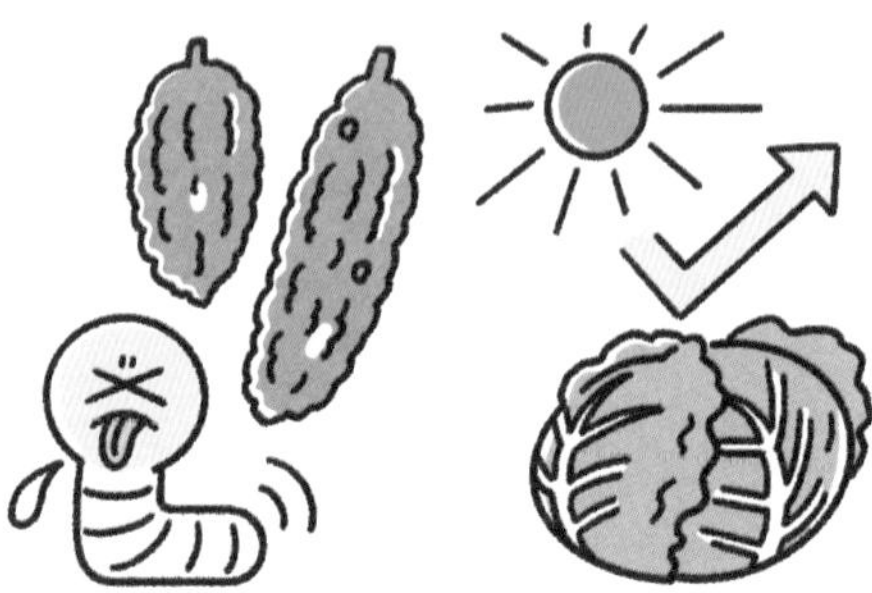

フィトケミカルは、植物が紫外線や害虫などから自らの身を守るためにつくり出す物質。植物の色素や苦味、香りなどの成分であり、ヒトが摂取することで、抗酸化作用などの恩恵を受けることができる。

Column

機能性成分とは？

食物中には、栄養素以外にもヒトの体によい影響をもたらす成分が多数存在している。それらを総称して「機能性成分」と呼んでいる。それぞれの働きを知って、食生活にとり入れていくことで、健康効果が期待できる。

フィトケミカルの種類

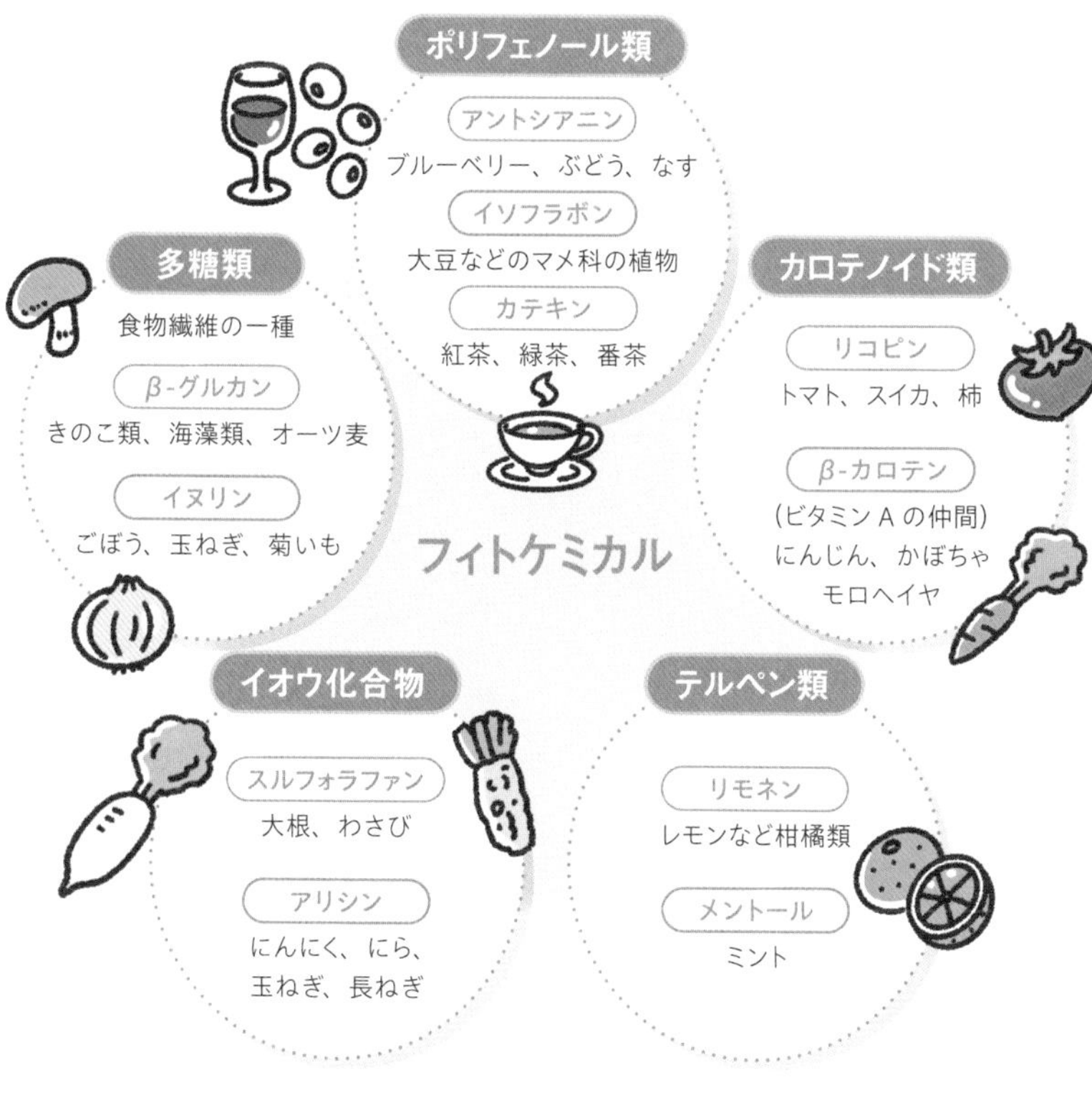
ポリフェノール類
アントシアニン
ブルーベリー、ぶどう、なす
イソフラボン
大豆などのマメ科の植物
カテキン
紅茶、緑茶、番茶
多糖類
食物繊維の一種
β-グルカン
きのこ類、海藻類、オーツ麦
イヌリン
ごぼう、玉ねぎ、菊いも
カロテノイド類
リコピン
トマト、スイカ、柿
β-カロテン
(ビタミンＡの仲間)
にんじん、かぼちゃ
モロヘイヤ
フィトケミカル
イオウ化合物
スルフォラファン
大根、わさび
アリシン
にんにく、にら、
玉ねぎ、長ねぎ
テルペン類
リモネン
レモンなど柑橘類
メントール
ミント

もたらすものがあることが研究でわかってきました。

フィトケミカルはその構造によっていくつかの種類に分けられます。

植物の色素や苦味成分に含まれるポリフェノール類とカロテノイド類は、強い抗酸化作用が注目されています。カロテノイドは脂溶性のため、油と調理すると吸収率が高まります。香りや苦味成分のテルペン類はストレス解消や血圧低下作用が、独特なにおいのイオウ化合物には殺菌効果があります。食物繊維でもある多糖類は、腸内環境を整えて免疫力アップをしたり、生活習慣病を予防したりする効果に期待が高まっています（Ｐ65参照）。

プラス α

栄養素ではないけれど超大事な「水」

水分補給はのどが渇く前にするのが理想

ヒトが生きていくために不可欠な水は、**成人の体の約60%を占めています。**全身に存在し、細胞内で栄養素の代謝を助けたり、血液内では栄養素や酸素や老廃物を運んだりと、常に活躍しています。体内の水が不足すると、脳からの合図でのどが渇きますが、できればのどが渇く前にこまめに補給するのが理想的です。

というのも、体内の水は排尿や排便で約1・6ℓ、呼気や皮膚から蒸発する不感蒸泄（ふかんじょうせつ）で約0・9ℓと、1日に約2・5ℓが失われていくからです。水が極度に不足すると、脱水症状としてめまいや足がつるなどの症状が現れます。さらに、頭痛や嘔吐、ひどくなると意識障害に陥ることもあるうえ、体内の20%以上の水分が失われると命を脅かす危険性もあるのです。

1日に必要な水分量は、年齢や運動量、気温などによって変わりますが、およそ2〜3ℓといわれています。一般的に、食事でとる水分が約1ℓ、体内でつくられる水分（代謝水）が約0・3ℓなので、残りの0・7〜1・7ℓは飲み物でとる必要があります。また、暑い日や大量に汗をかいたときは、いつもより水分を多めにとる必要があります。汗で失われる塩分も一緒に補給するようにしましょう。

年齢ごとに体内水分量は異なる

乳幼児
70~80%

乳幼児

脱水症状に注意!

赤ちゃんは新陳代謝が激しく、不感蒸泄の割合が多いため、水分が不足しがち。自分の意志では水分を補給できないので、周囲がこまめな水分補給に気をつけるようにする。

成人

男性
60%

女性
55%

脂肪量で水分量が変わる

脂肪組織には水分が少ないため、同じ体重でも体脂肪が多いほど、体内の水分割合は小さくなる。女性は男性に比べて体脂肪が多く、水分割合が少ない。

高齢者

高齢者
50%

のどの渇きに気付きにくい

高齢者は、水分を多く含む筋肉が減少するため、体内の水分割合が少なめ。さらに、のどの渇きを自覚しにくくなるので水分不足に気付きにくく、意識的に水分摂取をする必要がある。

Column

水中毒って何?

水分だけを大量に摂取し続けると、血液がうすまってナトリウム濃度が低下し、「低ナトリウム血症」になることがある。症状は、脱水症状のときと同じめまいや頭痛のほか、多尿や頻尿、下痢など。さらに悪化すると、吐き気や嘔吐、意識障害、呼吸困難などが起こり、命を落とすことさえある。このため汗をかいたりして多めに水を摂取するときは、一緒に塩分を補給したり、塩分や糖分を含むスポーツドリンクなどを飲んだり、血液内のナトリウム濃度が低下しないよう注意する。

COLUMN

「健康食品」と安全性

「健康食品」は、医薬品以外で健康の維持・増進に役立つことをうたった食品全般を指します。中には表示内容に科学的根拠がなく、まれに健康障害を引き起こすようなケースもあるため、摂取する際は注意が必要です。

健康食品の中でも、国が定める安全性や効果に関する基準などを満たしたものは「保健機能食品」として表示が認められています。この「保健機能食品」には、一定の科学的根拠が国に認められた「特定保健用食品（通称：トクホ）」、ビタミン・ミネラルなどの含有量が国の基準を満たす「栄養機能食品」、事業者が一定の科学的根拠などを消費者庁に届け出た「機能性表示食品」の３種類があります（下図参照）。選ぶときの目安にしてはいかがでしょう。

いずれにしても、健康食品をとれば健康になるというわけではありません。基本はバランスのとれた食生活が重要です。健康食品は表示をよく吟味して、あくまでも補助的な使用を心がけましょう。

《 健康食品 》

健康機能食品（機能性などの表示を国が認めている）	その他の健康食品（機能性などの表示を国が認めていない）
特定保健用食品（通称:トクホ）	サプリメント、栄養補助食品
栄養機能食品	自然食品
機能性表示食品	健康補助食品　など

体を鍛えたい人のための栄養学

この章では「体を鍛える」をテーマに、
たんぱく質についてより詳しく解説します。
効果的に筋肉を肥大させるたんぱく質の
摂取タイミングや、良質なたんぱく質の見分け方、
筋肉に関係するたんぱく質以外の
ほかの栄養素などについても知り、
トレーニングに活かしましょう。

Q

Question

摂取したたんぱく質はそのまま筋肉になる?

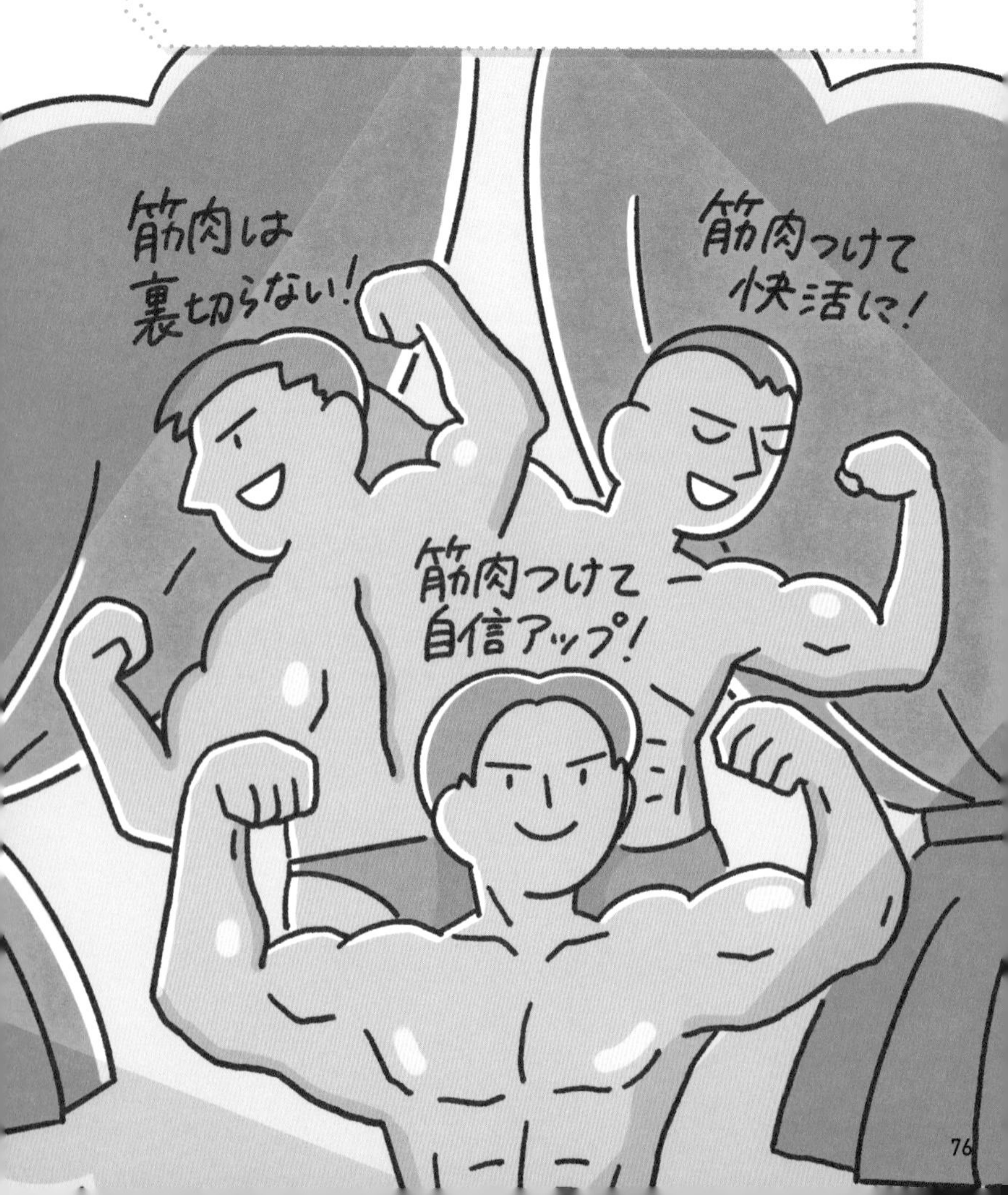
筋肉は
裏切らない!
筋肉つけて
快活に!
筋肉つけて
自信アップ!

脂質の摂取に要注意

運動中のエネルギー源はなるべく糖質でとること。脂質は体脂肪になるため、できるだけ控えめに。

▼
P.90

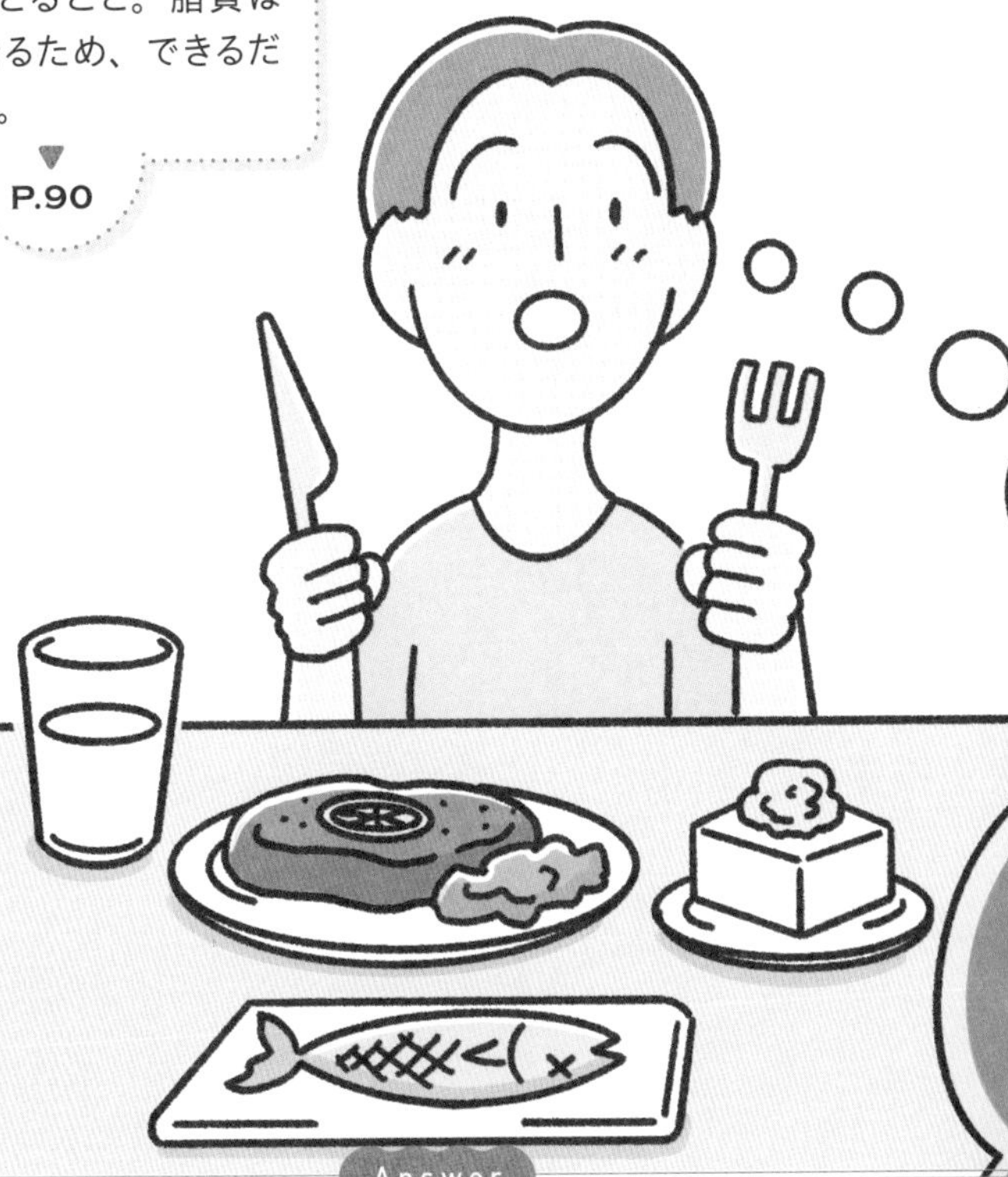

Answer

たんぱく質は一度アミノ酸に分解されてから筋肉になる!

筋肉は約80%がたんぱく質でできていますが、たんぱく質が豊富な食材を食べても、そのまま筋肉になるわけではありません。一旦、アミノ酸に分解されてから吸収され、筋肉にため込まれます。その後、筋トレなどの運動によって筋肉が刺激されると、アミノ酸から筋肉となるたんぱく質がつくられるのです。

Answer

たんぱく質は一度アミノ酸に分解されてから筋肉になる！

#カタボリック
#アナボリック

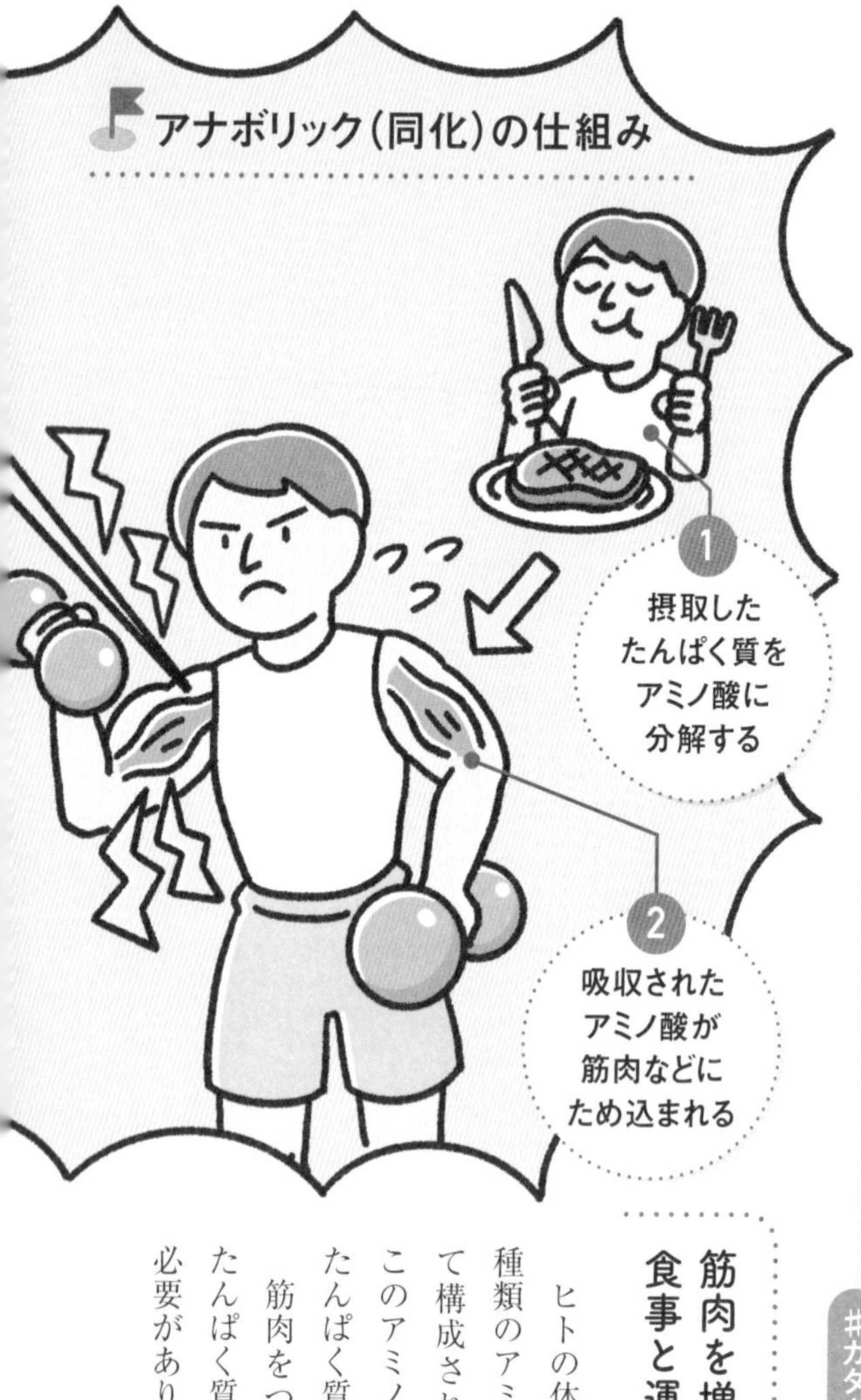

アナボリック（同化）の仕組み

1 摂取したたんぱく質をアミノ酸に分解する

2 吸収されたアミノ酸が筋肉などにため込まれる

筋肉を増やすには食事と運動の2本立てで

ヒトの体の中のたんぱく質は、20種類のアミノ酸が数珠つなぎになって構成されています（P80参照）。このアミノ酸の組み合わせによって、たんぱく質の特徴は異なります。

筋肉をつくる（筋肉合成）には、たんぱく質が豊富な肉や魚を食べる必要がありますが、**摂取したた**

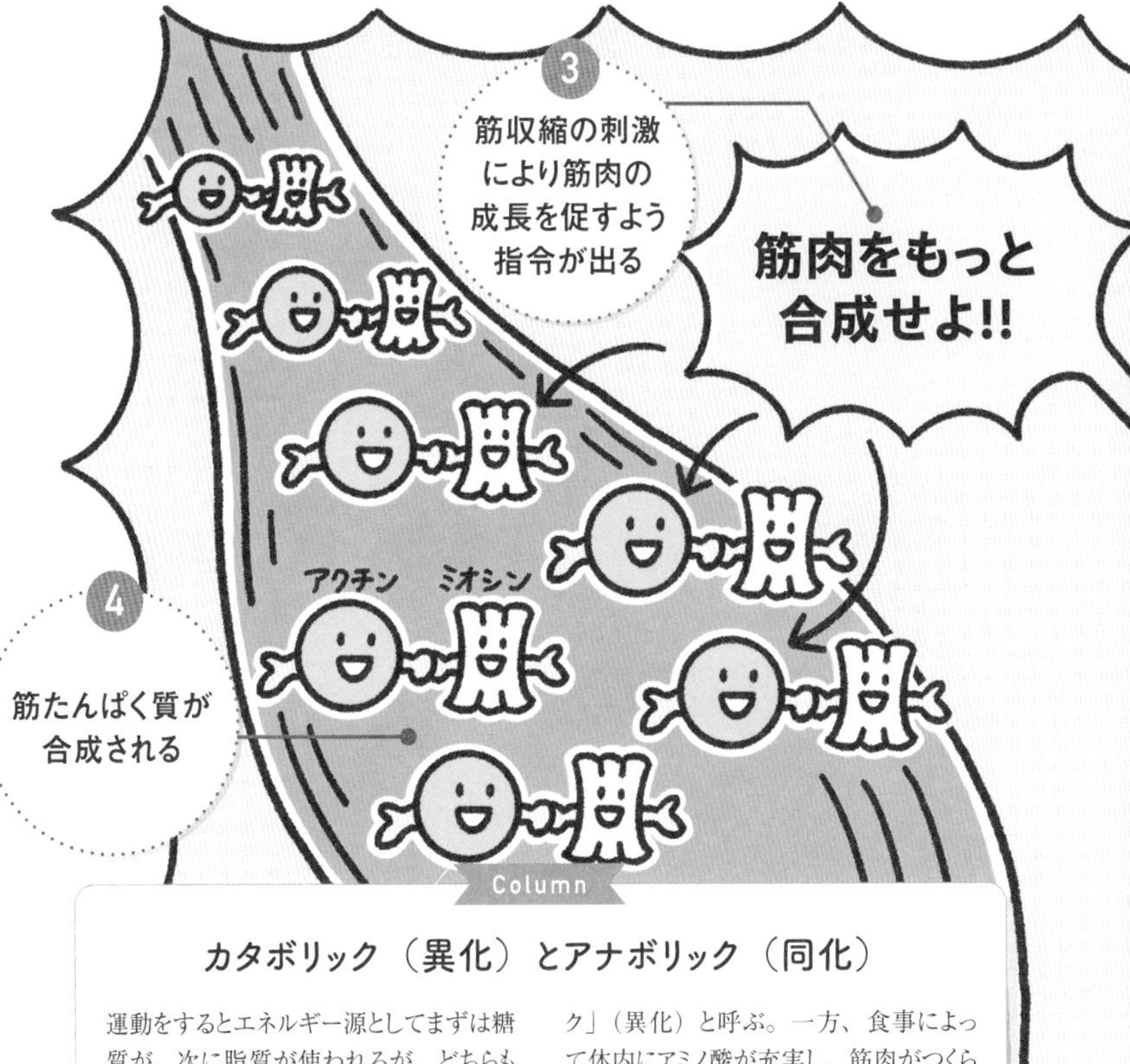
3
筋収縮の刺激により筋肉の成長を促すよう指令が出る
筋肉をもっと合成せよ!!
4
筋たんぱく質が合成される
アクチン
ミオシン

Column

カタボリック（異化）とアナボリック（同化）

運動をするとエネルギー源としてまずは糖質が、次に脂質が使われるが、どちらも不足すると、たんぱく質がエネルギーとして使われる。この状態のことを「カタボリック」（異化）と呼ぶ。一方、食事によって体内にアミノ酸が充実し、筋肉がつくられている状態を「アナボリック」（同化）と呼ぶ。

んぱく質がそのまま筋肉になるわけではありません。たんぱく質は腸でアミノ酸に分解されてから体内に吸収されます。体内に吸収されたアミノ酸は筋肉などの組織内や、血液中に蓄えられます。筋トレをすると筋収縮が起こり、その刺激によって細胞からシグナルが出され、これによりアミノ酸から**アクチン**や**ミオシン**といった筋肉を構成するたんぱく質が合成され、筋肉が肥大するというわけです。

やみくもに筋トレをしても、アミノ酸が不足していると筋肉を合成できません。普段からたんぱく質をしっかり摂取することはもちろん、運動の前後にも補充しましょう。

Finding

BCAAは筋肉に欠かせない！筋たんぱく質の主要アミノ酸

#必須アミノ酸　#非必須アミノ酸

筋力アップと疲労回復に必須のBCAA

たんぱく質は有機化合物であるアミノ酸からできています。人体のたんぱく質は20種類のアミノ酸の組み合わせで構成され、このうち**9種類を必須アミノ酸、11種類を非必須アミノ酸**といいます。必須アミノ酸は体内で十分な量を合成できないため、食事から摂取する必要があり

必須アミノ酸と非必須アミノ酸

必須アミノ酸

食事から摂取する必要があるアミノ酸。

バリン	ロイシン	イソロイシン
メチオニン	リジン	フェニルアラニン
トリプトファン	スレオニン	ヒスチジン

非必須アミノ酸

体内で必要量を合成できるアミノ酸。

アルギニン	グリシン	アラニン
セリン	チロシン	システイン
アスパラギン	グルタミン	プロリン
アスパラギン酸	グルタミン酸	

必須アミノ酸 BCAA のココがスゴイ！

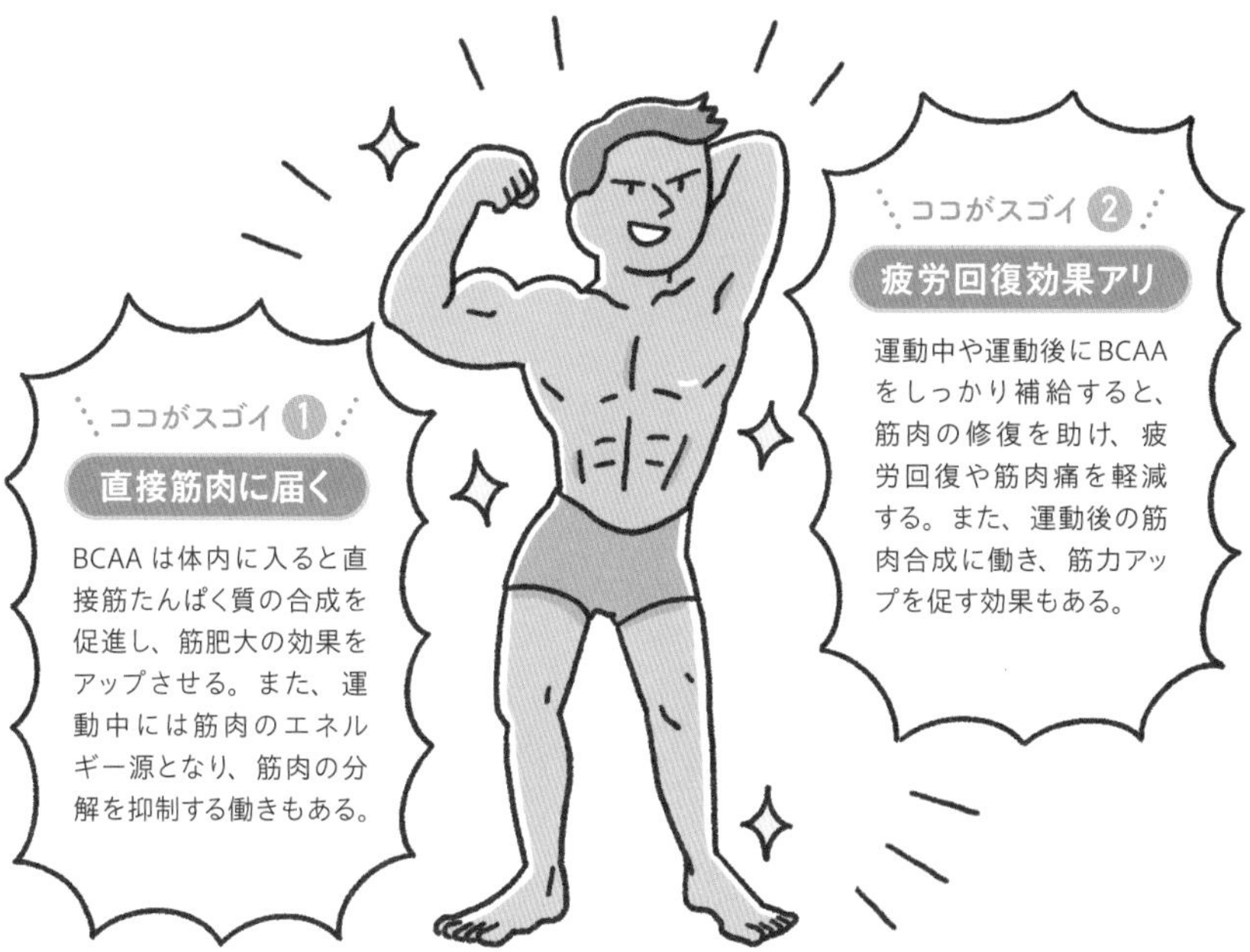
BCAA（分岐鎖アミノ酸）＝バリン、ロイシン、イソロイシン
ココがスゴイ 1
直接筋肉に届く
BCAA は体内に入ると直接筋たんぱく質の合成を促進し、筋肥大の効果をアップさせる。また、運動中には筋肉のエネルギー源となり、筋肉の分解を抑制する働きもある。
ココがスゴイ 2
疲労回復効果アリ
運動中や運動後にBCAAをしっかり補給すると、筋肉の修復を助け、疲労回復や筋肉痛を軽減する。また、運動後の筋肉合成に働き、筋力アップを促す効果もある。

ます。一方の非必須アミノ酸は体内での合成が可能です。

どちらも体をつくり、健康を維持するためには大切なアミノ酸ですが、とくに筋たんぱく質にとって重要なのが**必須アミノ酸のバリン、ロイシン、イソロイシン**です。総称してBCAA（分岐鎖アミノ酸）と呼ばれています。

BCAAは、筋たんぱく質を構成する主要なアミノ酸であるだけでなく、直接筋肉に働きかけ、筋たんぱく質合成を促進して筋肥大を助ける働きがあります。また、長時間運動する際には筋肉のエネルギー源となって筋肉の分解を抑え、運動後には筋肉の回復を早める働きもあります。

Finding

ホエイプロテインとソイプロテインは目的別に使い分け

#動物性たんぱく質　#植物性たんぱく質

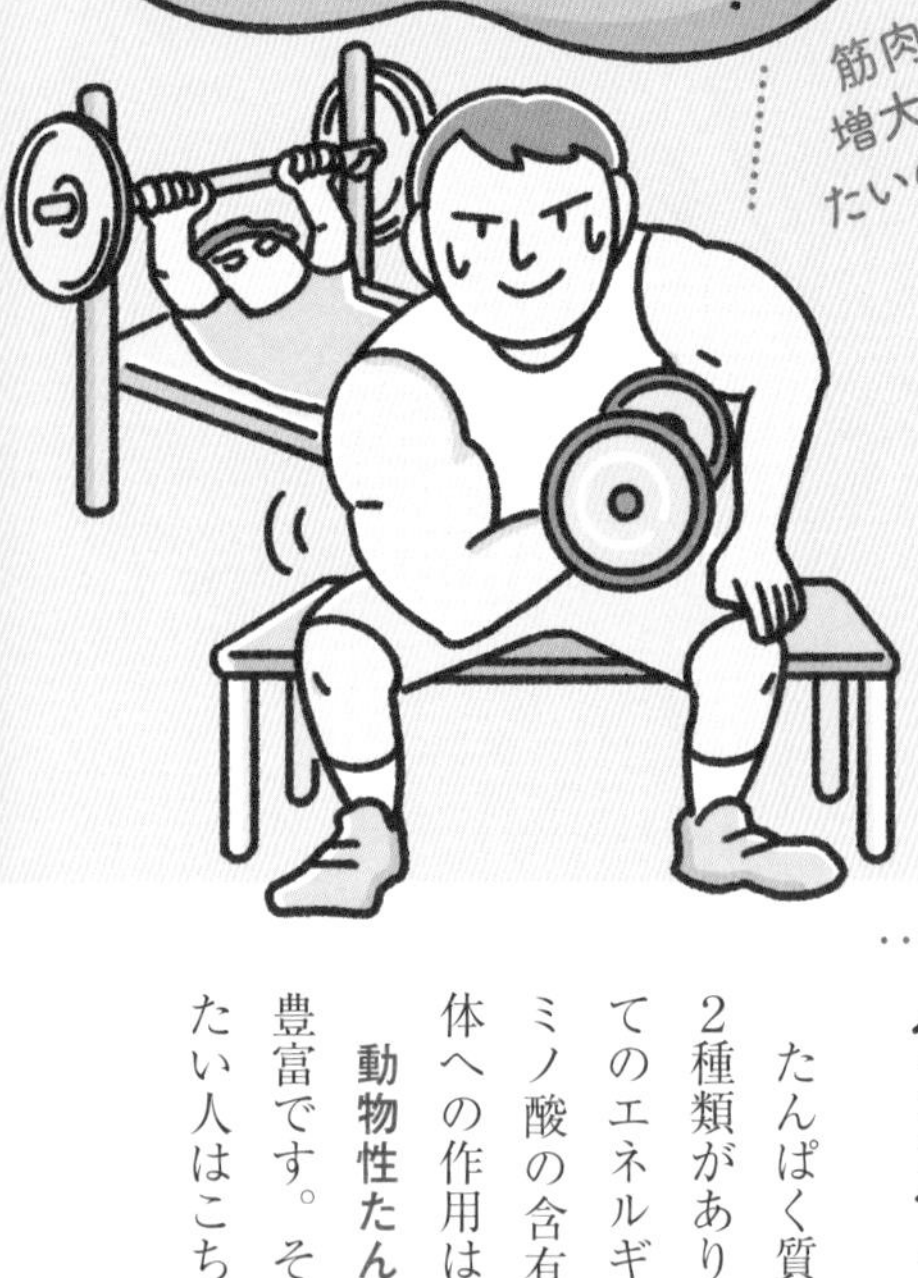

基本は食事からバランスよく摂取しよう

たんぱく質には動物性と植物性の2種類があります。たんぱく質としてのエネルギー量は同じですが、アミノ酸の含有量や組成が違うため、体への作用は異なります。

動物性たんぱく質は、BCAAが豊富です。そのため、筋肉を強化したい人はこちらを中心にとるとよい

ホエイ派？　ソイ派？

ホエイプロテイン

牛乳の乳清（ホエイ）を乾燥させたものが主成分。BCAAが豊富で、筋肉の合成促進や運動中の筋肉の分解抑制効果などがある。筋肉を増やしたい人は意識して摂取しよう。

筋肉を増大させたいのなら！

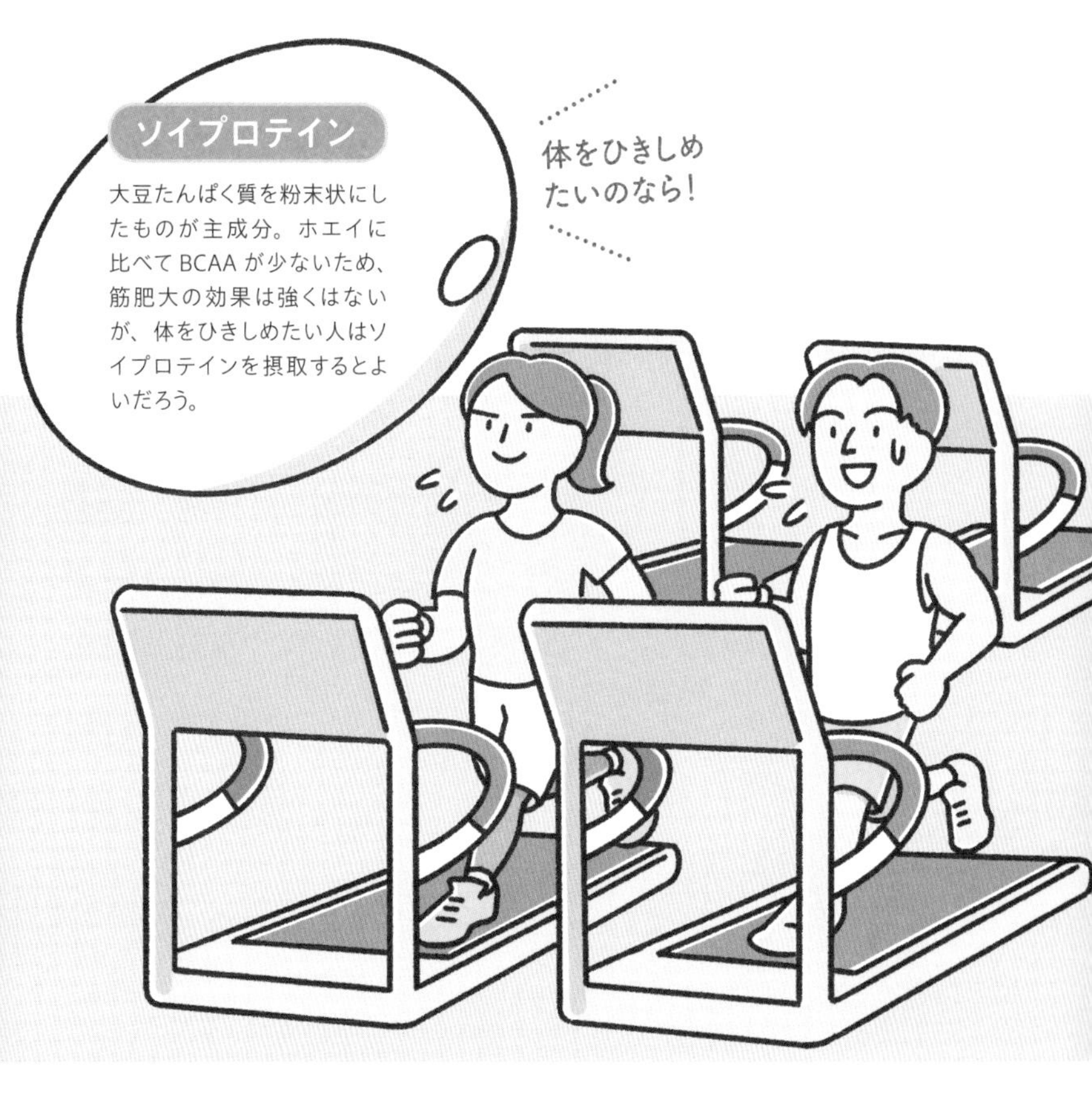
ソイプロテイン
大豆たんぱく質を粉末状にしたものが主成分。ホエイに比べてBCAAが少ないため、筋肥大の効果は強くはないが、体をひきしめたい人はソイプロテインを摂取するとよいだろう。
体をひきしめたいのなら!

でしょう。牛乳、マグロ（赤身）やかつおなどの魚、鶏肉に多く含まれています。ただし、鶏ももなどの肉の脂身には脂質が多く太りやすいので、脂が多い部位は避けましょう。

植物性たんぱく質は大豆などに多く含まれています。ＢＣＡＡは少なめですが、吸収がゆっくりで腹もちがよいので、シェイプアップを目的とするならこちらを中心に摂取してもよいでしょう。

ホエイやソイなどのプロテイン製剤は、上記の違いを知って使い分ける必要があります。ただし、プロテイン製剤はあくまでも補助食品です。基本は食事で摂取することをおすすめします。

運動して疲れたら甘い物を

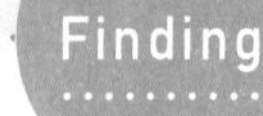

運動後の肉体疲労には甘い物が効く

#グリコーゲン #ブドウ糖

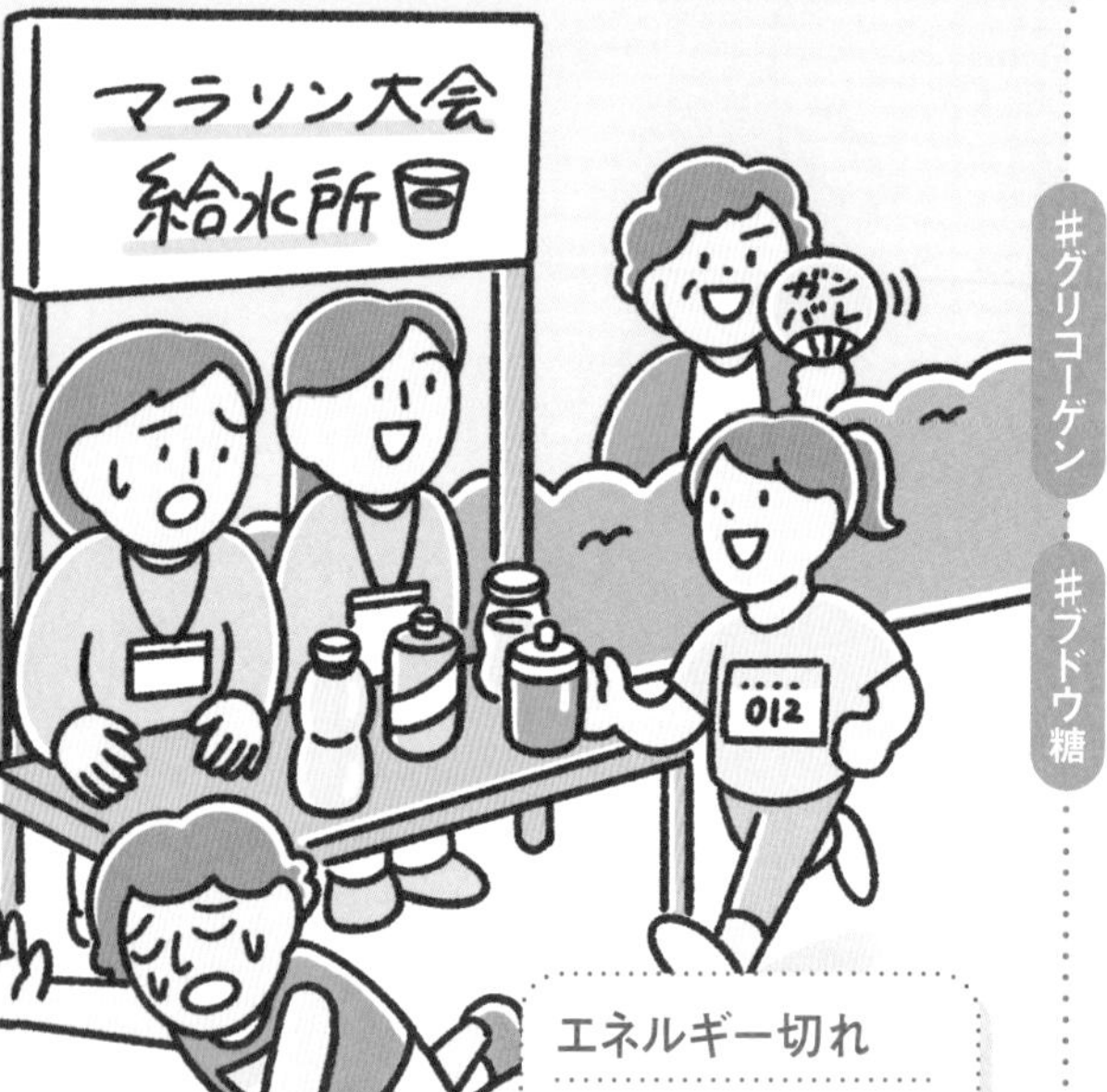

エネルギー切れ

筋肉を動かすために、筋肉内の糖質（グリコーゲン）を消費。使い果たすと体が動かせなくなるほど疲労する。

体内の糖分不足が肉体疲労の原因に

運動中はたくさんのエネルギーが使われるため、エネルギー源となる糖質の消費が盛んになります。あらかじめ摂取した食事や、運動途中に補給する飲み物に含まれる糖質はもちろん、筋肉の中のグリコーゲンもどんどん減少していきます。

グリコーゲンとは、消化吸収した

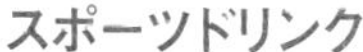

スポーツドリンク

疲労回復には糖分の補給が最適。スポーツドリンクには、体に吸収されやすいブドウ糖と、塩分などのミネラルが含まれているため、糖分以外の補給にも重宝。

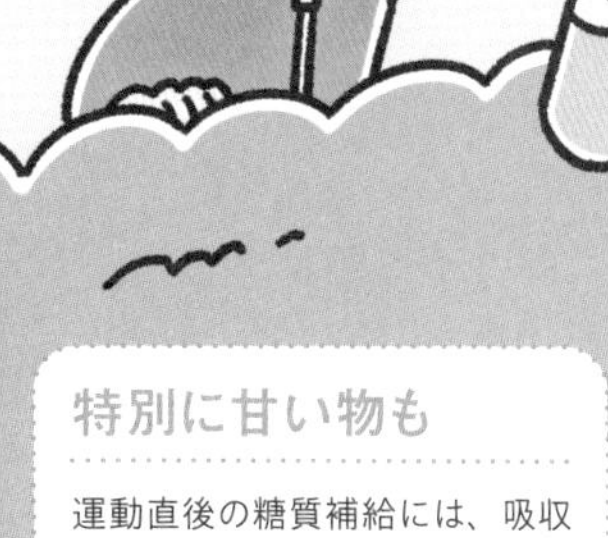

特別に甘い物も

運動直後の糖質補給には、吸収の早い甘い物も効果的。普段は摂取を控えている甘い物も、運動直後ならOK。

ブドウ糖から合成され、筋肉などに蓄えられる糖の一種。血液中のブドウ糖だけでは間に合わないときに使われる、隠し金庫のような存在です。運動時間が長くなるにつれ、隠し金庫に貯蔵された糖がどんどん消費され枯渇すると、エネルギー切れの状態となります。またこのときは体内の糖質も不足しているため、激しい疲労感に襲われます。そんなとき、**疲労回復のために必要なのが糖質補給**です。

また、運動中は発汗により水分やミネラル、水溶性ビタミンを失うため、これらも補給しましょう。スポーツドリンクにはブドウ糖以外に塩分などのミネラルも含まれています。

New & Old

「運動後30分以内にたんぱく質摂取」は古い！

#血中アミノ酸濃度

#24時間以内

OLD

"30分以内"が絶対！

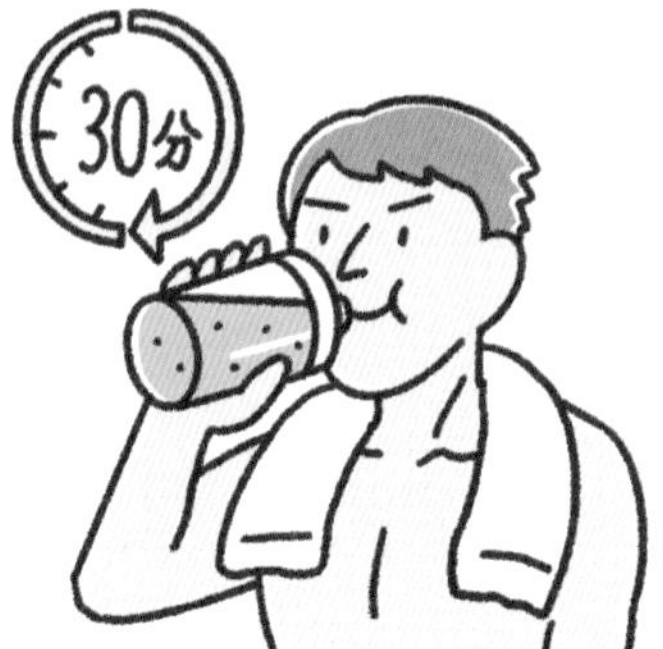

以前は、筋肉を増強させるためには、たんぱく質を「運動後30分以内」にとることが推奨されていた。最近は運動後すぐでなくてもよいとされている。

Column

筋トレは2日に1回くらいがベスト

今なお、根性論のような筋トレを毎日している部活があるが、最新のスポーツ科学の観点からするとナンセンス。激しい筋トレを毎日やると損傷した筋肉が回復せず、疲弊してしまう。筋力アップのためには筋肉が回復する時間が必要。筋トレは2日に1回ぐらいが最適だ。

たんぱく質摂取はタイミングが大切

運動をして筋肉を増強させるためには、たんぱく質合成に必要な血液中のアミノ酸が不足しないよう、タイミングよくたんぱく質を摂取することが大切です。

筋肉は、負荷をかけることで筋たんぱく質の合成を促進するように指令が出ます。そのため、たんぱく質が必要となるのは、おもに運動後になります。以前は OLD 運動後30分以内にたんぱく質を摂取しないと筋肉の合成に間に合わ

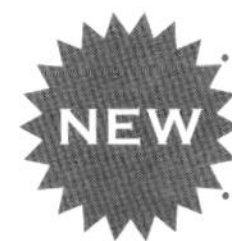

筋トレ前後で摂取

Point 1 たんぱく質を十分にとる

運動をすると、筋肉のたんぱく質が分解される。それを防ぐには、血中アミノ酸濃度を保つことが重要。運動によるたんぱく同化作用は24時間以上持続するので、運動前後でしっかりたんぱく質をとろう。

Point 2 糖質もとる

運動するにはエネルギーが必要。糖質と脂質で補いきれない分はたんぱく質がエネルギーとして使われ、カタボリック(P.79参照)の状態になってしまう。できるだけたんぱく質の減少を防ぐため、運動前や運動中は糖質もとるようにしよう。

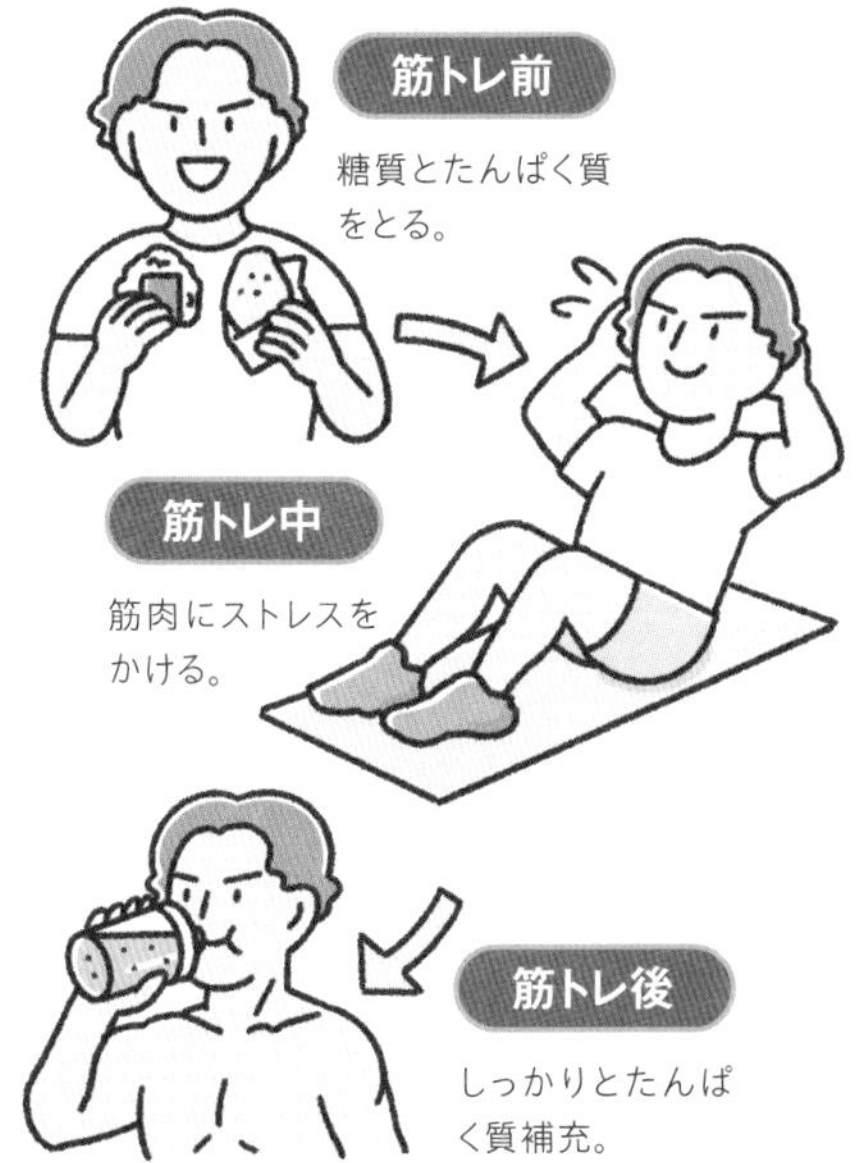

筋トレ前
糖質とたんぱく質をとる。
筋トレ中
筋肉にストレスをかける。
筋トレ後
しっかりとたんぱく質補充。

筋肥大に必要な1日のたんぱく質摂取量

体重1kg当たり＝1.4～2.0g／日

体重60kgなら
1日
84~120g

ないとされていました。しかし近年では、**運動後すぐにとらなくても有効であるといわれています。**運動の刺激によるたんぱく質をつくる作用（同化作用）は24時間以上持続するため、運動前後だけでなく、継続的に毎日たんぱく質をしっかりとるのが効果的です。

運動中はエネルギーも必要です。エネルギー源が不足すると、筋肉のたんぱく質が分解されてエネルギーとして使われてしまうため、運動前や運動中には糖質補給も忘れずにしましょう。

New & Old

たんぱく質の「質」がわかるDIAASとは？

#アミノ酸スコア
#DIAAS

たんぱく質評価は時代で変わっていく

筋肉を肥大させるには良質なたんぱく質を積極的にとり入れたいもの。その際、たんぱく質の「質」を判断するために目安としていたのが、OLD アミノ酸スコアです。アミノ酸スコアは、9種類の必須アミノ酸が食品にどれだけバランスよく含まれているか点数化したものです。数値が100に近いほど良質といえます。

しかし、アミノ酸スコアは体内吸収率が考慮されていません。そこで二〇一三年に新

OLD アミノ酸スコアでチェック

食品のたんぱく質は、9種類の必須アミノ酸すべてがバランスよく含まれているほど、体内での利用効率が高くなる。アミノ酸スコアは、その質の高さを数値で表したもの。体内に入ってからの吸収率は考慮されていない。

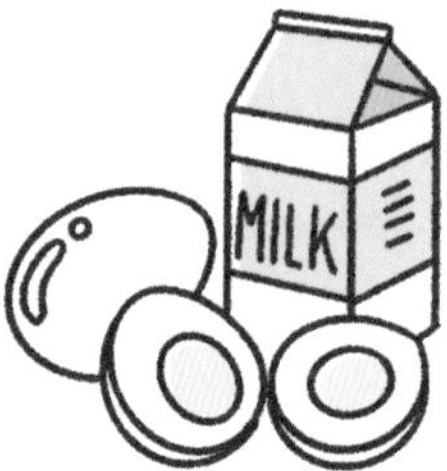

アミノ酸スコア

乳たんぱく質	100
牛肉	100
鶏卵	100
大豆たんぱく質	100
小麦	36

体内吸収率までは考慮されていない！

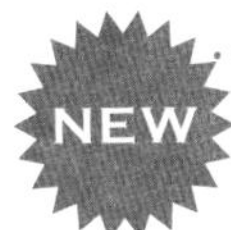

DIAASは吸収率もチェックできる

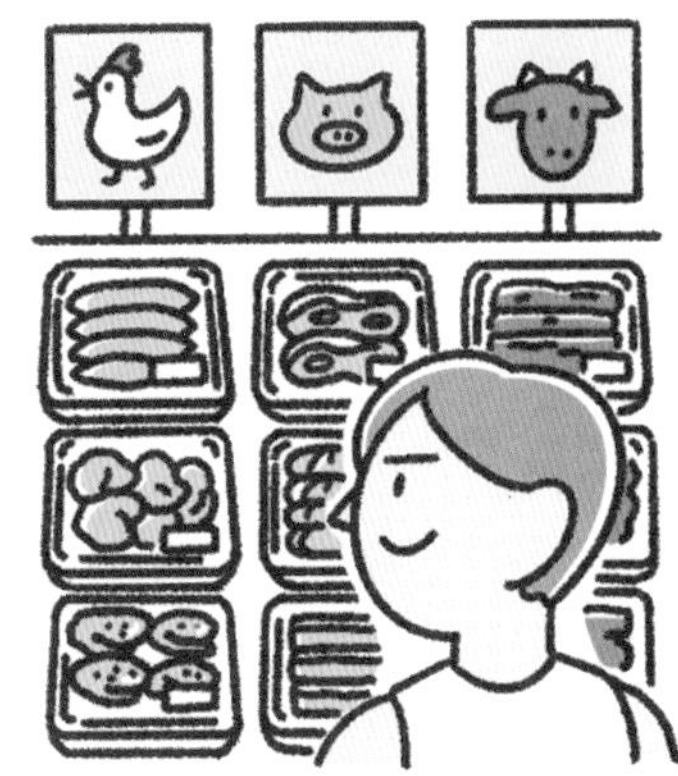

DIAAS（消化性必須アミノ酸スコア）は、2013年にFAO（国際連合食糧農業機関）が提案したたんぱく質評価の新基準。食品に含まれているアミノ酸のバランスや質の高さだけでなく、体内での吸収率も考慮された数値となっている。

Column

たんぱく質の評価基準の変化

DIAASの前にはPDCAAS（たんぱく質消化性補正アミノ酸スコア）が評価基準にされていた。DIAASと同様に体内での吸収率を考慮しているが、100%を超えた値を切り捨てて提示する。DIAASは値を切り捨てずに提示しているため、たんぱく質の価値をPDCAASより詳細に評価できる。

DIAAS	
乳たんぱく質	1.18
ホエイたんぱく質	1.09
鶏卵	1.13
大豆たんぱく質	0.91
小麦	0.36

それぞれのたんぱく質で異なる吸収率が考慮されている

たに提唱されたのがNEW DIAASです。必須アミノ酸をバランスよく含み、体内吸収率が優れているほど数値が高くなります。今後の研究で、さらに多くの食べ物の詳細なDIAASが判明することでしょう。

DIAASの数値を見ると、牛乳や卵に含まれるたんぱく質の評価が高いことがわかります。とはいえ、牛乳や卵ばかりをずっと食べ続けるわけにはいきません。栄養的には、たんぱく質を含むいろいろな食品をバランスよく食べることが大切です。

プラス α

筋肉をつくるには多くの栄養素が関わっている

筋肉をつくる栄養素はバランスよく&タイミングよく

筋肉を増やすには、筋肉をつけたい場所に運動や筋トレで負荷をかけるだけでなく、主成分となる**たんぱく質を十分に摂取することが大切**です。ただし、筋肉をつくるのに関わる栄養素はたんぱく質だけではありません。

たとえば、筋肉を包む筋膜や、筋肉と骨をつないでいる腱(けん)はコラーゲンが主成分です。このコラーゲンを合成するためには**ビタミンC**が欠かせません。**ビタミンB群**は三大栄養素の代謝をサポートしているだけでなく、細胞内でアミノ酸を分解してエネルギー源にしたり、別のアミノ酸の合成を助ける働きもあります。

ビタミンDは筋肉の収縮で使われるカルシウムの吸収を助ける働きがあります。また、近年の研究で、ビタミンDが不足すると筋肉量が低下することがわかっています(P144・145参照)。ほかには、**亜鉛**もたんぱく質の代謝をサポートします。

一方、運動では多くのエネルギーが必要になります。不足すると体内のたんぱく質がエネルギーとして使われるため、運動前には**糖質**をしっかり補給します。**脂質**も、エネルギーとして使われますが、**とり過ぎると体脂肪として体内に蓄積されるため注意が必要です。**

たんぱく質以外もおろそかにしない

ビタミンC

コラーゲンを合成

筋肉を構成する筋膜や腱の主成分であるコラーゲン繊維を合成するために不可欠。筋トレをしたときに発生する活性酸素を除去する働きもあり、ビタミンEと一緒にとることで、さらに効果がアップする。

ビタミンB群

三大栄養素の代謝をサポート

ビタミンB群は三大栄養素の代謝をサポートする。中でもビタミンB_6はアミノ酸を分解したり、再合成したりするなど、アミノ酸の代謝を助ける重要な役割を果たす。

ビタミンD

カルシウムの吸収を助ける

ビタミンDは、筋肉の収縮に必要なカルシウムの体内吸収を高める働きがある。また、ビタミンDが不足すると筋肉量が減少し、筋力が低下することが近年の研究でわかってきている（P.144・145参照）。

亜鉛

たんぱく質合成をサポート

すべての細胞に含まれる成分で、たんぱく質を合成するための代謝を助ける。DNAの合成にも使われ、筋肉の損傷を回復させる働きもある。たんぱく質を多く含む食品から摂取できる。

糖質

エネルギーを補給

運動時には多くのエネルギーが必要となるので、運動前にはしっかり補給しよう。糖質が不足すると、体内のたんぱく質が分解されエネルギーとして使われるため、筋肉が合成されにくくなる。

脂質

体脂肪になるので避ける

筋肉を合成するためには、肉類などの動物性たんぱく質は有効だが、脂身の部分は体脂肪になるのでできるだけ避けること。牛は霜降りより赤身を。豚はヒレ肉、鶏はササミがおすすめ。

プラスα

筋トレ後のアルコールは控えよう

トレーニング後に飲むなら十分時間を空けて

筋トレをすると、それが合図となって体内のアミノ酸から筋肉がつくられますが、そのピークは筋トレ後1〜2時間といわれています。このとき、アルコールを多量に摂取すると、ストレスホルモンのコルチゾールが分泌。**筋肉を分解する作用により、筋肉をつくる働きが弱まると考えられています。**

また、実験によっては、アルコールの摂取によって筋肉の合成率が約3割減少するという結果もあります。これには、アルコール摂取により筋肉合成を高める男性ホルモンのテストステロンの分泌が抑制されること、アルコール摂取による脱水で血流低下が起こり筋肉の合成に必要な成分の運搬が滞ることなども原因として考えられています。

汗をかいたあとのお酒は格別おいしく、それを楽しみに筋トレをする人もいることでしょう。ただ、せっかくの筋トレも効果が減少してしまってはもったいない話です。**効果を最大限に活かしたいのであれば、運動直後のアルコールは控えること。**飲む場合は翌日くらいまで十分に時間を空けてから、ビールなら350㎖缶1〜2缶程度に抑えるのが賢明です。また、血中のアルコール濃度が上がらないよう、一気に飲むのではなく、時間をかけて飲むようにしましょう。

アルコールが筋肉合成を抑制する

筋肉合成は筋トレ後に活発になるが、このときアルコールを摂取すると、筋肉の合成を妨げるリスクが高まることがわかっている。筋トレの効果を損なわないためには、アルコールは翌日まで我慢して、量は控えめに。おつまみは高たんぱくのものを意識してとるようにしよう。

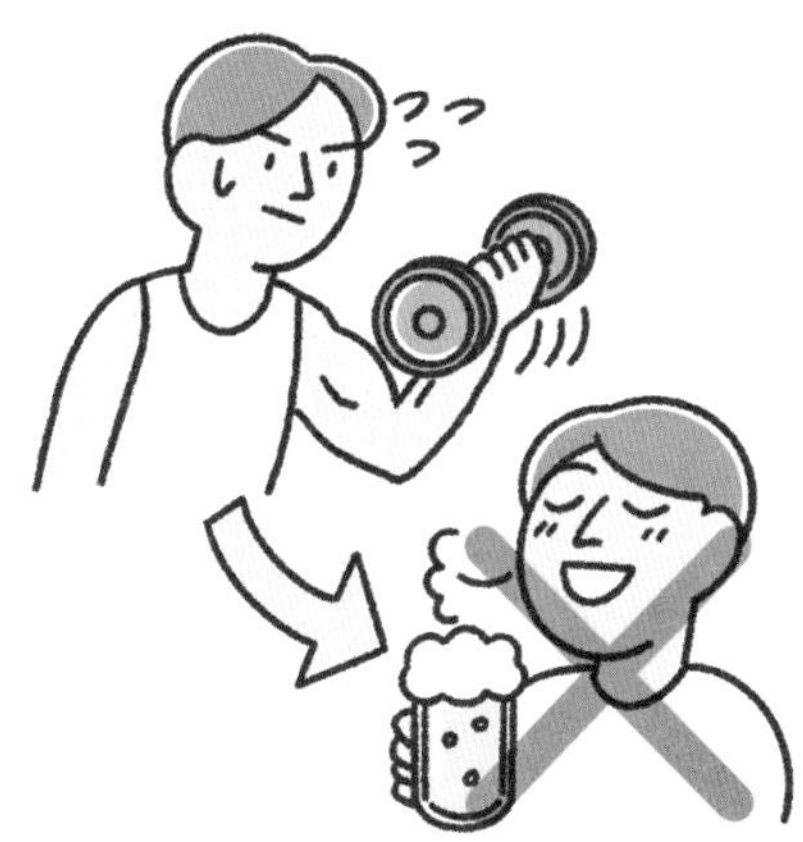

お酒がトレーニング後によくない理由

コルチゾールの分泌

アルコールの多飲により、筋肉を分解する作用を持つコルチゾールが分泌される。

テストステロンの抑制

筋肉合成を助ける男性ホルモンのテストステロンの分泌を抑制する。

血流低下

アルコールによる利尿作用で体は脱水状態になり血流が低下する。

Column

チートデイをつくろう

「ズルをする」を意味するチート（cheat）。筋力アップを目指してストイックな日々が続くと、ストレスを感じてトレーニングも停滞しがち。1〜2週間に1回くらいは「好きなものを食べて飲む日」を設けて息抜きすることも、モチベーションの維持には大切だ。

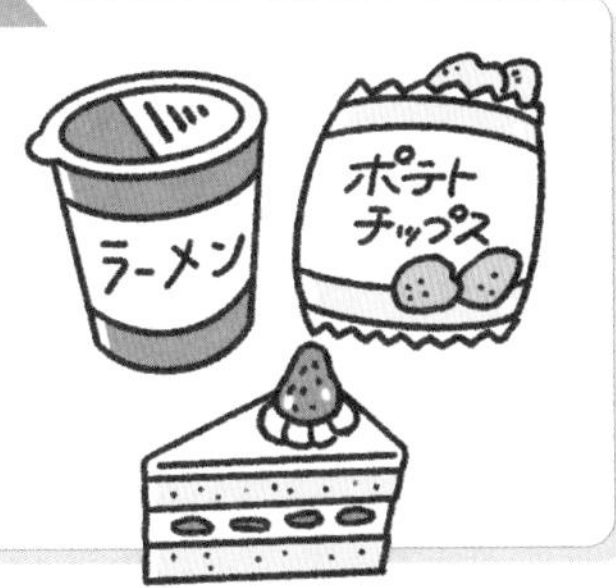

COLUMN

スポーツ栄養学とは

スポーツ栄養学はもともと、スポーツ選手が試合で最大限のパフォーマンスを発揮するための食事法について研究したのが始まりでした。どんな食事をどれくらいの量、どのタイミングで摂取するのかなどが研究され、栄養管理が行われます。

スポーツ栄養学は、近年、プロスポーツ選手に限らず、スポーツをする子どもから一般人、体を使って働く人などにも必要な知識やスキルとして、注目が集まっています。

基本は普段から運動、栄養、休養をバランスよく保つことが大切とされています。やみくもにトレーニングや体づくりをしても、栄養のバランスが悪かったり、しっかり休養がとれていなかったりすれば、トレーニング効果が得られないばかりか、体を壊してしまいかねません。食事や休養もトレーニングのひとつとして、正しい知識を身につけ、実践する必要があります。

栄養管理の方法は、運動の種類や個人の体格や性別、体質などによって異なるため、指導者には幅広い知識とスキルが必要とされます。優秀な指導者を育成するために、2008年から「公認スポーツ栄養士」の資格制度がスタート。公益社団法人日本栄養士会と、公益財団法人日本スポーツ協会により、共同認定されています。申請には管理栄養士の資格が必要な、難度の高い資格となっています。スポーツ栄養関連の資格はほかにも、スポーツフードマイスターなどさまざまなものがあります。スポーツ栄養に興味がある人は、チャレンジしてみてはいかがでしょう。

肥満が気になる人のための栄養学

Chapter 4では肥満に関するキーワードとともに、
脂質と糖質についてより詳しく解説します。
最近少しお腹まわりに脂肪がついてきた、
と気になってきている方は、
肥満のメカニズムや栄養素について
正しく理解するところから
ダイエットを始めてみてはいかがでしょうか。

Q

Question

体脂肪はなぜたまるの？

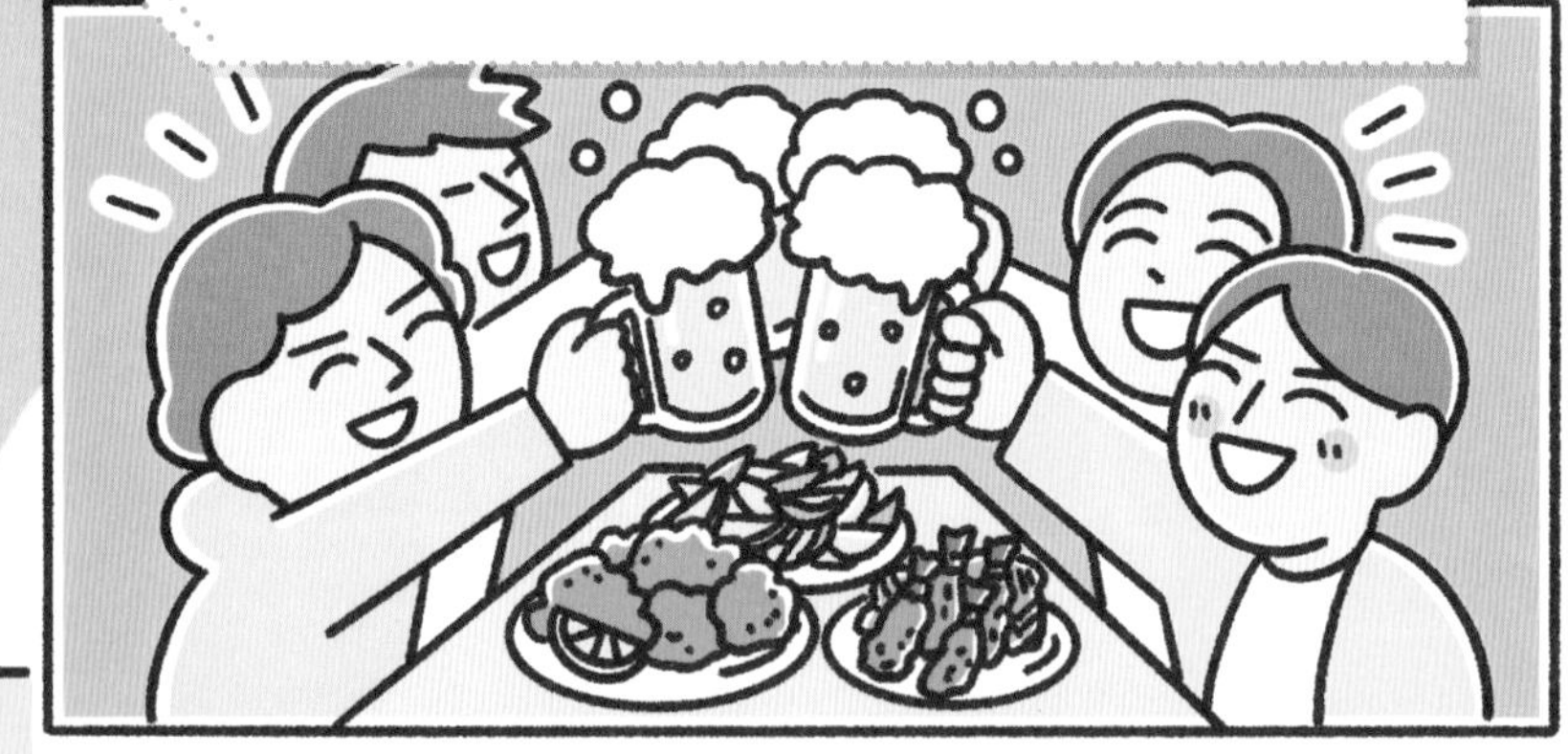

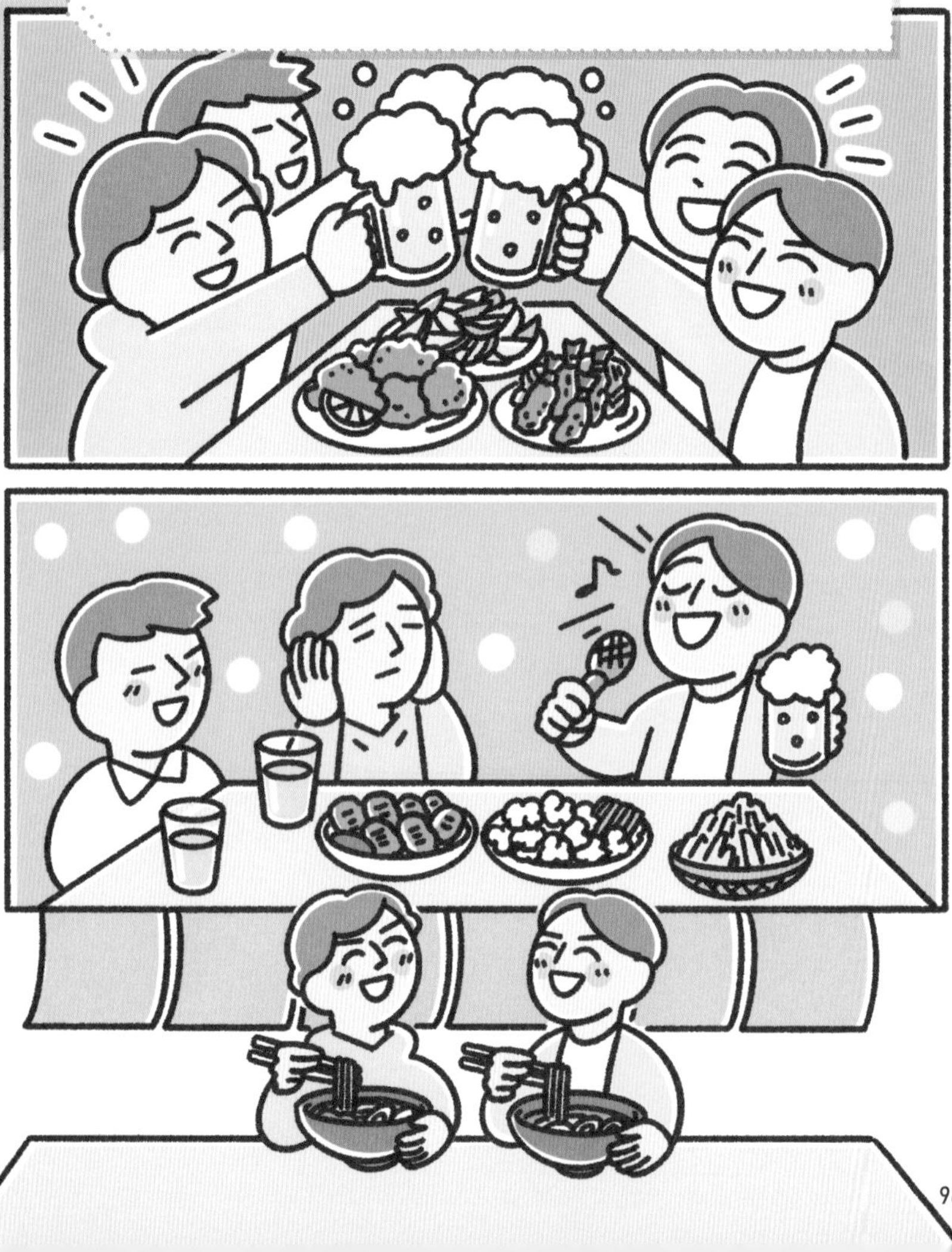

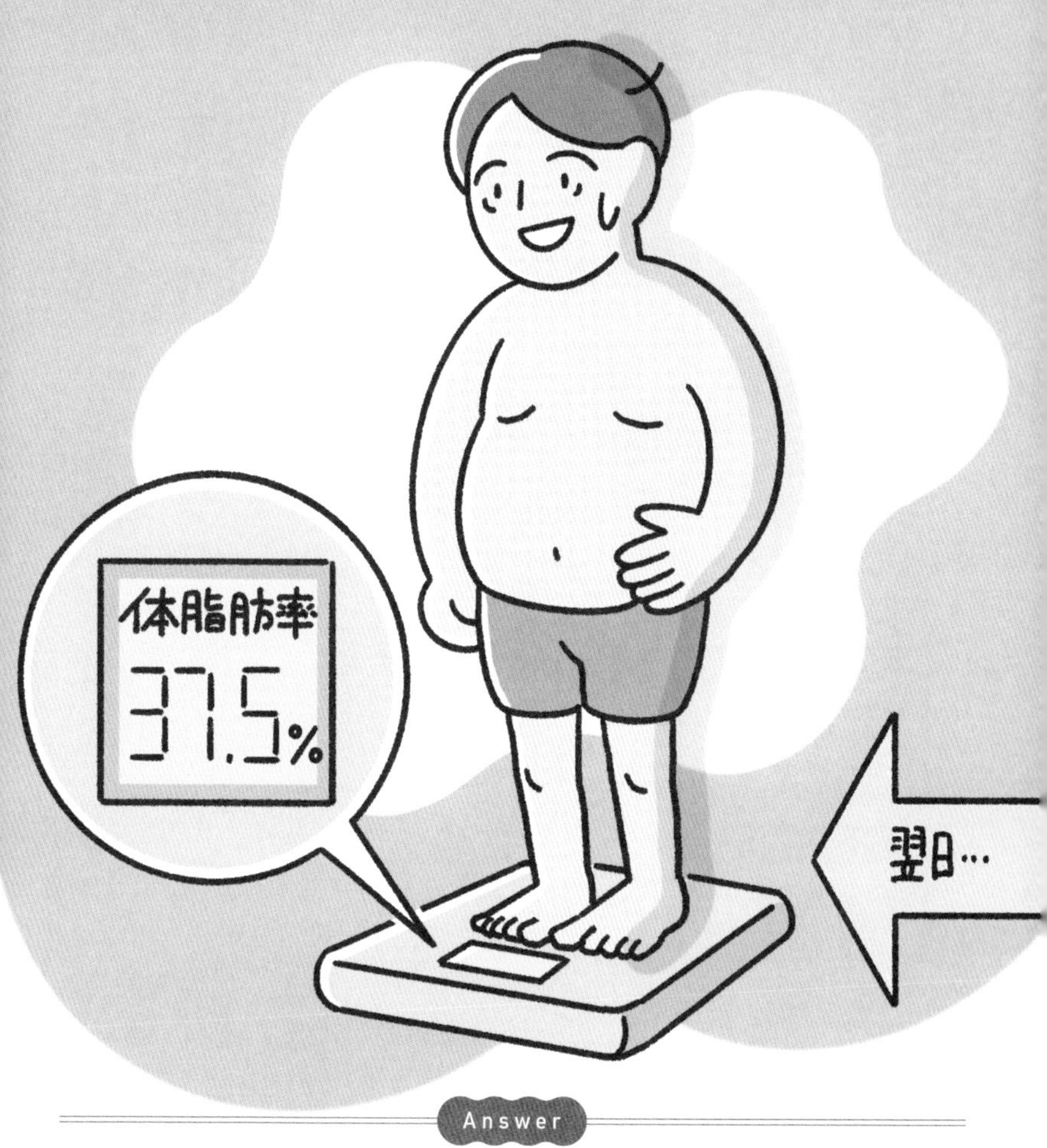

Answer

余ったエネルギーが体脂肪になって蓄えられるから

ヒトがジッとしていても消費するエネルギーが基礎代謝で、それに活動量をプラスした値が、1日に必要なエネルギー量です。1日に2000kcalを消費する場合、2000kcal分の食事をとればプラスマイナス0ですが、2500kcalとると500kcalのエネルギーが余ります。その分が体脂肪として蓄えられるのです。

Answer

余ったエネルギーが体脂肪になって蓄えられるから

#エネルギー摂取量 #エネルギー消費量

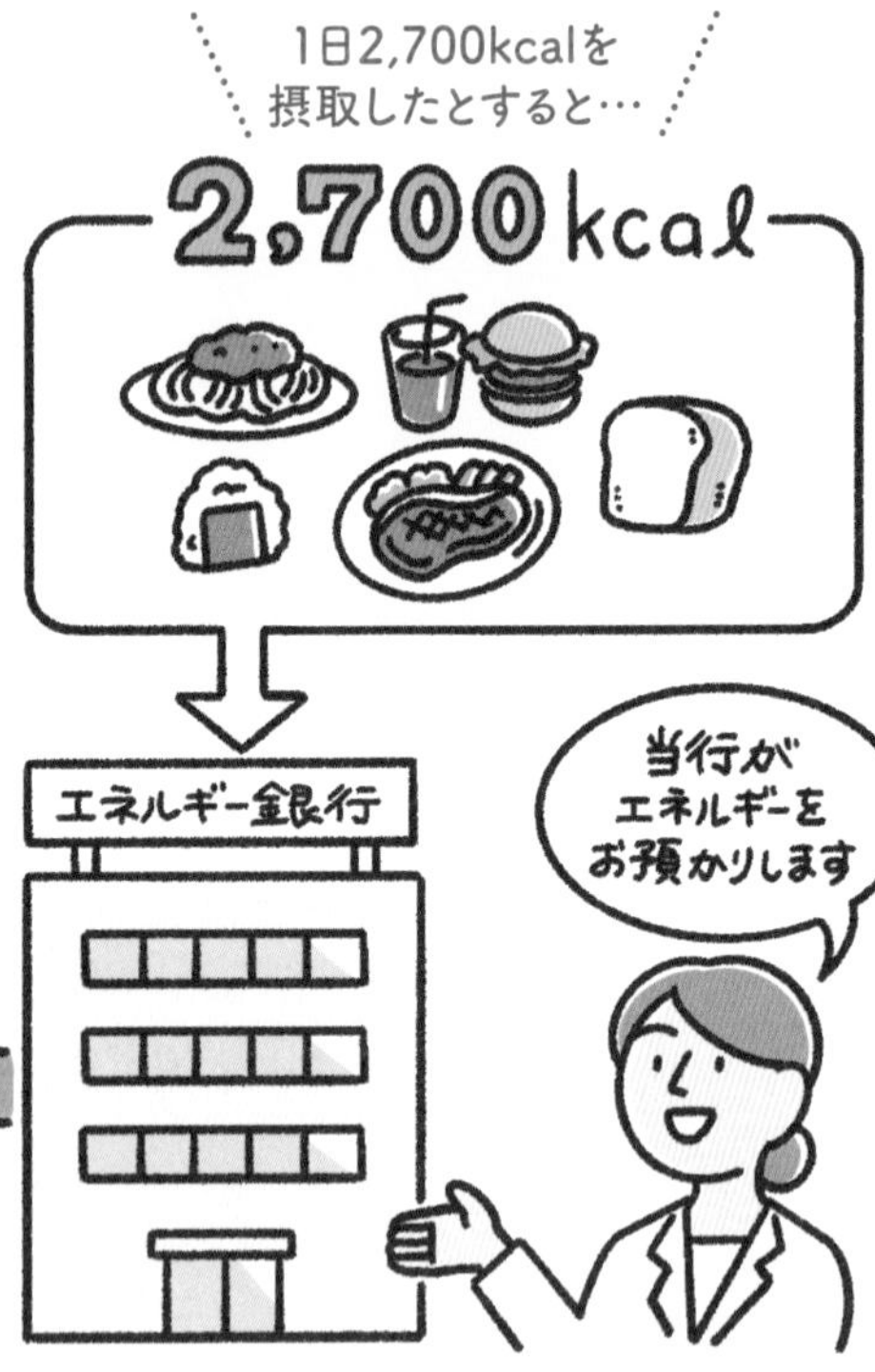

使わない分は体脂肪に
1日2,700kcalを
摂取したとすると…
2,700kcal
エネルギー銀行
当行が
エネルギーを
お預かりします

エネルギーの収支は0が理想のバランス

ヒトは、食べ物から摂取したエネルギーを消費しながら生きています。このエネルギーが消費されずに余ったとき、どうなるのでしょうか。銀行にたとえて見てみましょう。

1日に2700キロカロリーを摂取し、基礎代謝と運動などの活動で2000キロカロリーを消費した場

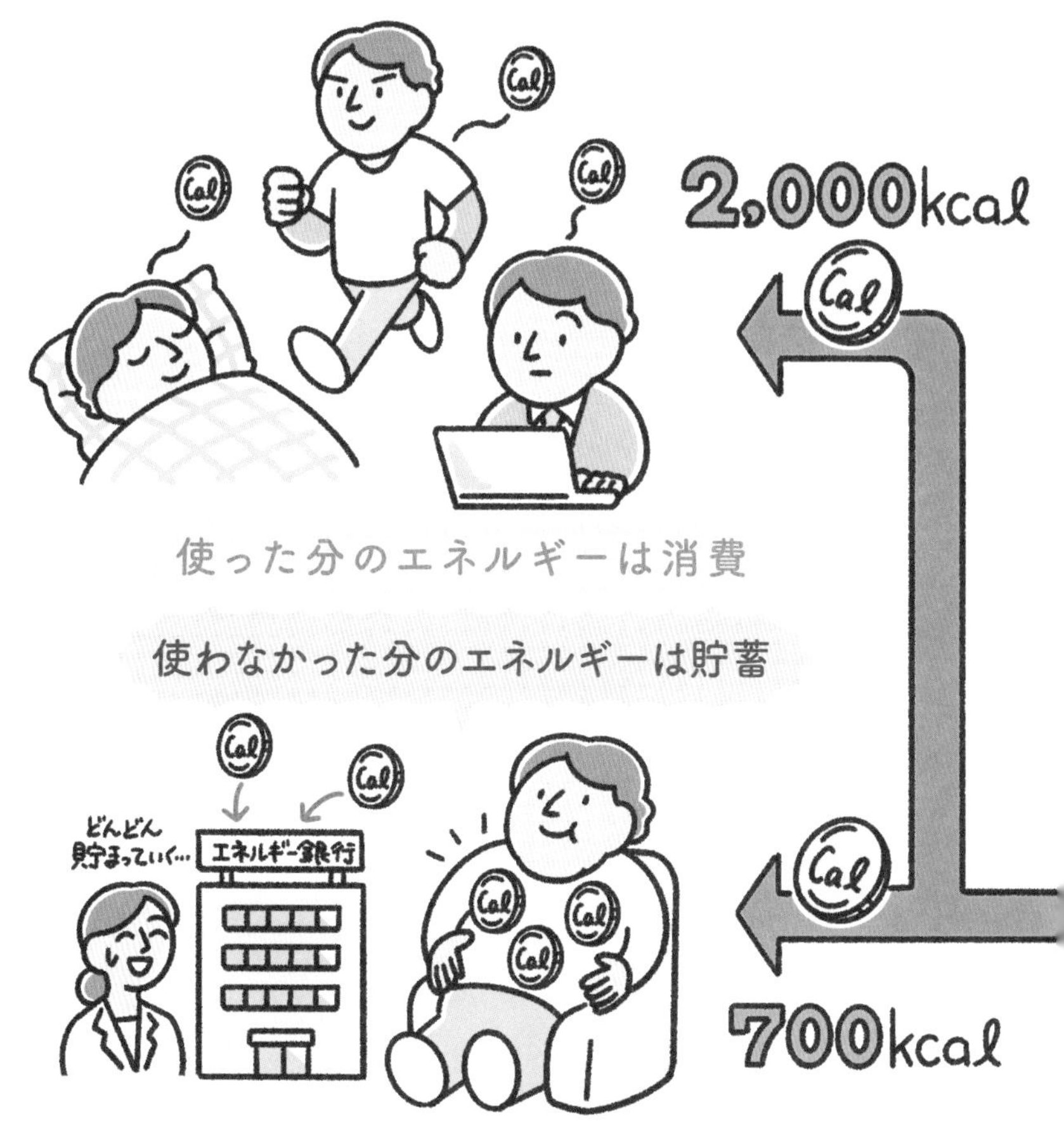
2,000kcal
使った分のエネルギーは消費
使わなかった分のエネルギーは貯蓄
どんどん貯まっていく…
エネルギー銀行
700kcal

合、700キロカロリー分のエネルギーが余ることになります。この分をエネルギー銀行に預けておくと、消費量が摂取量を上回ったときは、銀行から必要な分をおろして使うことができます。ところが、**摂取量が消費量を上回る状態が続くと、余ったエネルギーはどんどん貯蓄されます**。これがお金ならばいいことなしですが、実際に増えていくのは体脂肪。気付いたときにはメタボや生活習慣病に……なんてことも。

エネルギーの収支はプラスマイナス0を目指し、摂取量が上回ったときは消費量を増やすこと。年齢を重ねるほど必要なエネルギーが少なくなることも考慮し、調整しましょう。

Q

Question

内臓脂肪と皮下脂肪、つきやすく、とれやすいのはどっち？

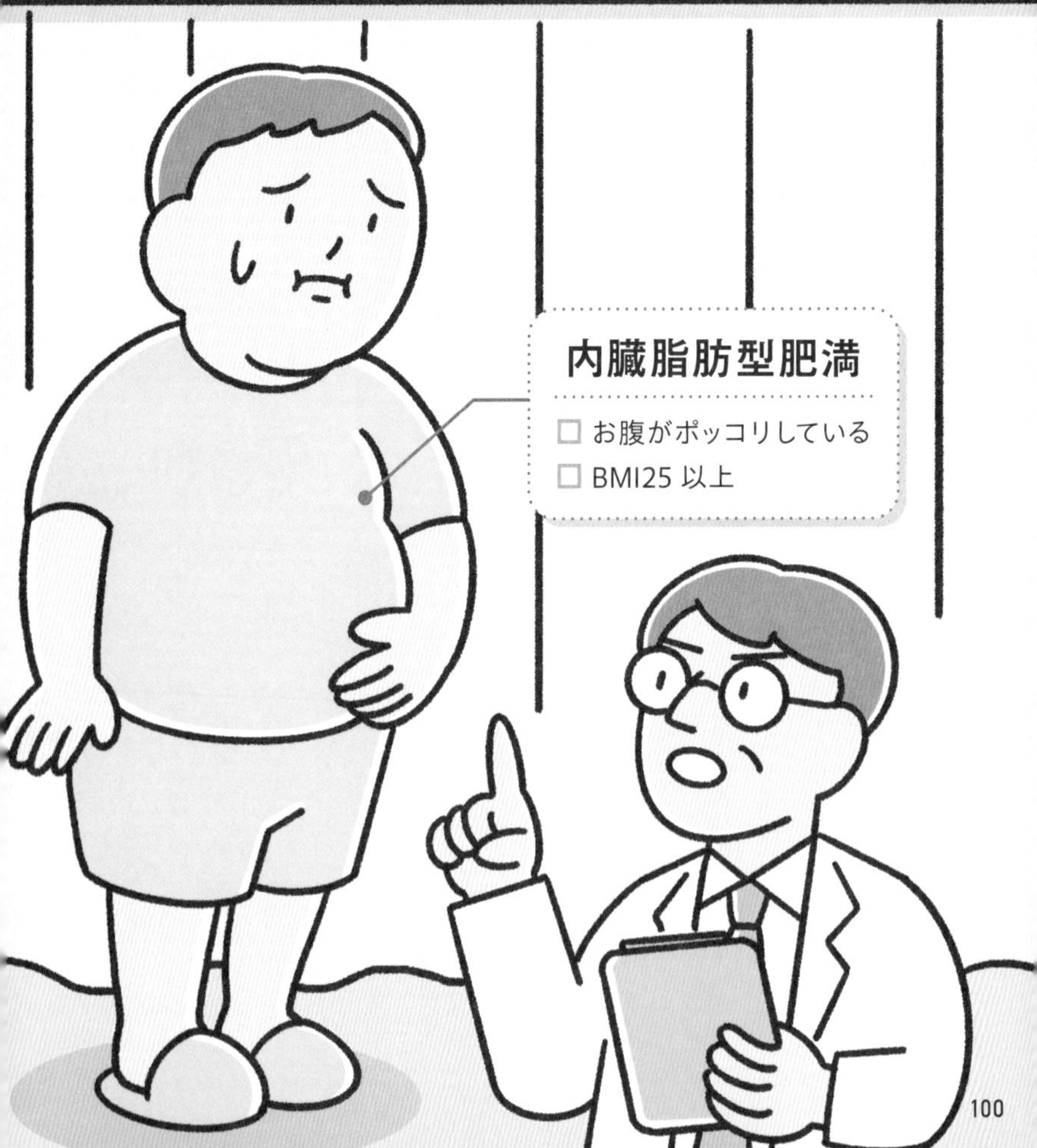
内臓脂肪型肥満
□ お腹がポッコリしている
□ BMI25 以上

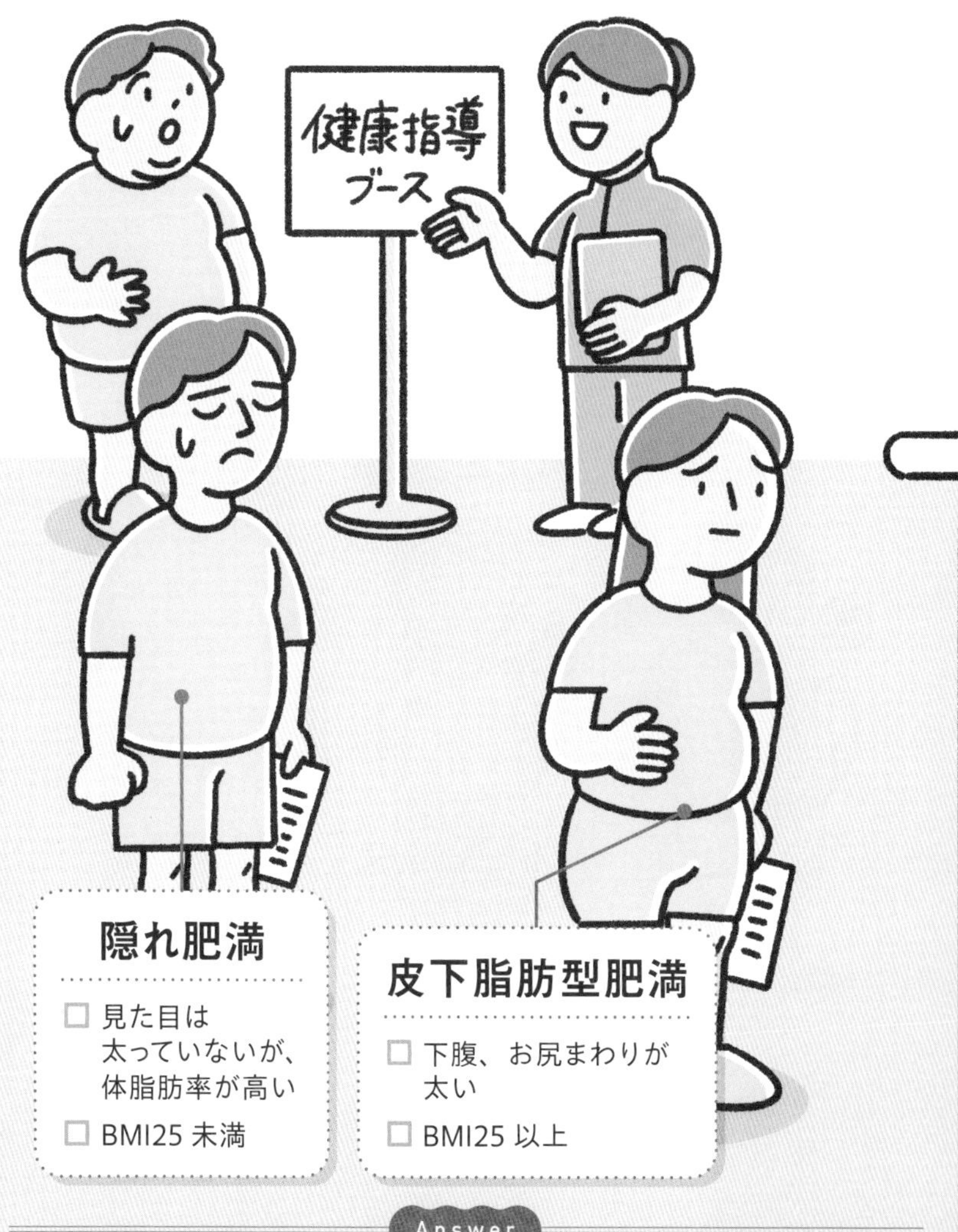
健康指導
ブース
隠れ肥満
□ 見た目は
太っていないが、
体脂肪率が高い
□ BMI25 未満
皮下脂肪型肥満
□ 下腹、お尻まわりが
太い
□ BMI25 以上

Answer

内臓脂肪はつきやすく、とれやすい

肥満は大きく分けると2タイプ、お腹がポッコリ膨らむ「内臓脂肪型」と、下半身がドッシリする「皮下脂肪型」があります。内臓脂肪はその名のとおり、内臓のまわりにつきやすいのが特徴です。しかし、内臓脂肪はエネルギーとして消費されやすく、皮下脂肪に比べて運動によって減らしやすい特徴があります。

Answer

内臓脂肪はつきやすく、とれやすい

#りんご型肥満

#洋なし型肥満

内臓脂肪は生活習慣病の大敵！

食事から摂取したエネルギーは余ると体脂肪として蓄えられ、脂肪の特徴によって「内臓脂肪」と「皮下脂肪」に分かれます。

内臓脂肪は内臓まわりにつく脂肪で、皮下脂肪に比べてつきやすい反面、食事を減らしたり、運動したりするととれやすい性質がありま

内臓脂肪と皮下脂肪

内臓脂肪はずばり内臓まわりにつく脂肪。つきやすく、とれやすいといわれる。内臓脂肪型肥満は男性に多く、りんご型肥満とも呼ばれる。皮下脂肪は下腹やお尻まわりにつく脂肪で、皮下脂肪型肥満は女性に多い。洋なし型肥満とも呼ばれる。

りんご型肥満

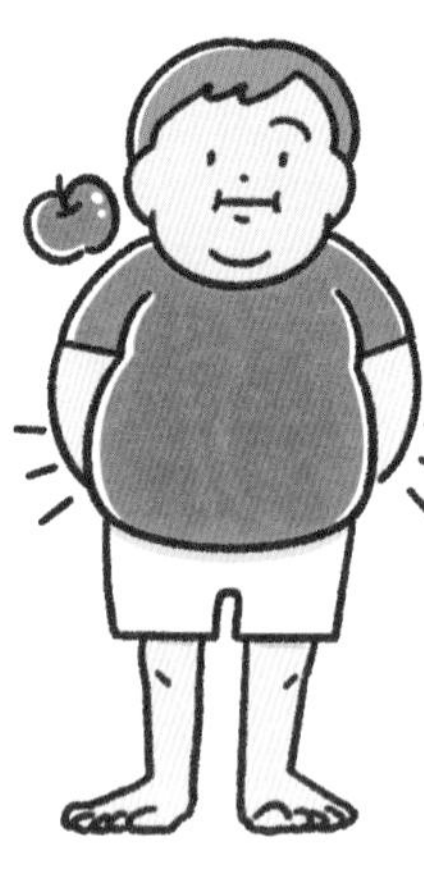

洋なし型肥満

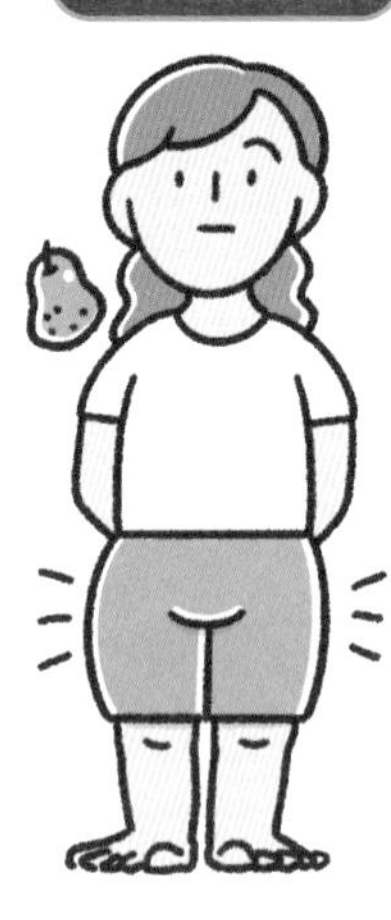

内臓脂肪はエネルギーになりやすい

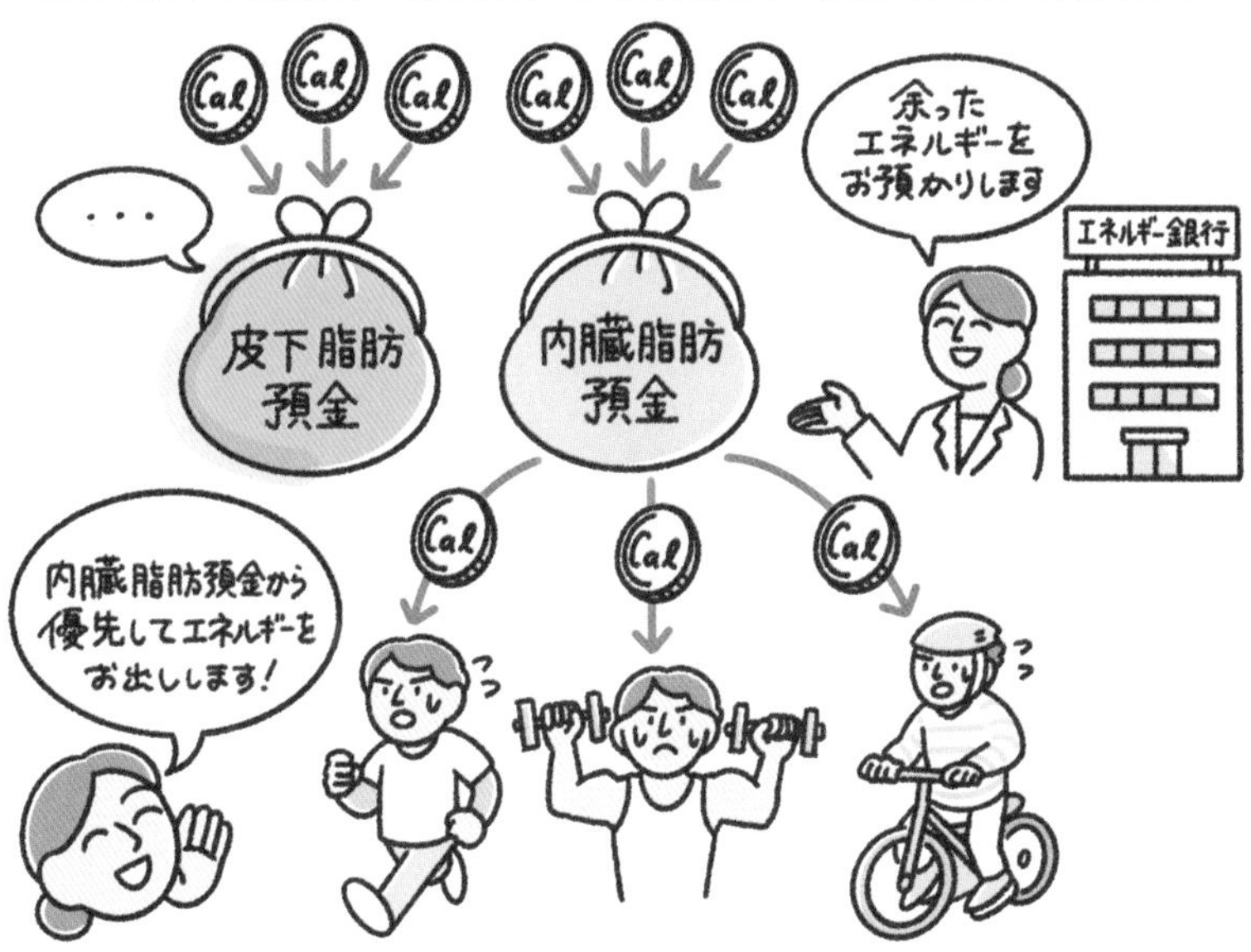

Cal
・・・
皮下脂肪預金
内臓脂肪預金
余ったエネルギーをお預かりします
エネルギー銀行
内臓脂肪預金から優先してエネルギーをお出しします！

内臓脂肪は摂取エネルギーが余ると蓄積されるが、運動をしてエネルギー消費量を増やすと、エネルギーに変換されるため減りやすい傾向がある。皮下脂肪は減りにくいものの、下半身の筋トレや有酸素運動を地道に続けていけば、減らすことができる。

す。この内臓脂肪はアディポカインというホルモン物質を分泌しています。脂肪が増えていくと、その分泌量も増え、血圧や血糖値を上げ、高血圧や糖尿病のリスクを高めることがわかっています。そのため、内臓脂肪は生活習慣病の観点からも注目されているのです。女性は内臓脂肪が少ない傾向にありますが、閉経して女性ホルモンが減少すると、内臓脂肪がつきやすくなります。

一方、皮下脂肪は皮膚のすぐ下につく脂肪で、女性に多い傾向があり、エネルギーとして消費されにくいのが特徴です。遺伝や人種によっても体脂肪の量は異なり、日本人の場合は小太りになる傾向があります。

Finding

不飽和脂肪酸は中性脂肪になりにくい

#飽和脂肪酸　#不飽和脂肪酸

脂と油のちがい

脂　**固体のアブラ（飽和脂肪酸）**

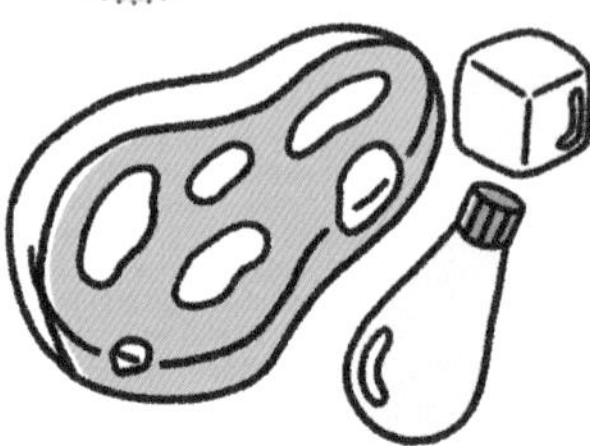

肉、牛脂、ラード、バターなどの動物性脂肪に多く含まれる。常温で固体として存在する。とり過ぎると体脂肪になりやすい。

液体のアブラ（不飽和脂肪酸）

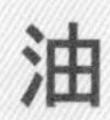

オリーブオイルなどの植物から搾った油や魚に多く含まれる。常温で液体として存在する。さまざまな健康効果が期待されるものもある。

ダイエットには運動習慣も大切

脂肪酸は脂質の主成分であり、大きく2種類に分けられます。動物性の脂肪に多く含まれる飽和脂肪酸と、植物性油や魚に多く含まれる不飽和脂肪酸（P41参照）です。

　摂取した脂肪酸は体内でさまざまな用途に利用されます。飽和脂肪酸はエネルギー源となりますが、とり

不飽和脂肪酸の健康機能

α-リノレン酸
（多価不飽和脂肪酸）

血圧を低下させる作用があり、心疾患を予防。エゴマ油やアマニ油に含まれる。

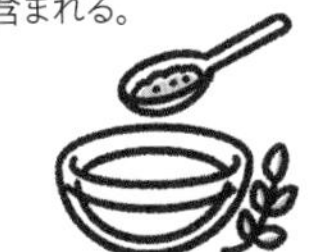

EPA
（多価不飽和脂肪酸）

中性脂肪を減らし、血流をスムーズにして動脈硬化を予防する効果あり。青魚に含まれる。

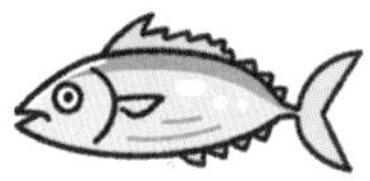

DHA
（多価不飽和脂肪酸）

アレルギー反応の改善や認知機能の改善効果が期待されている。青魚に含まれる。

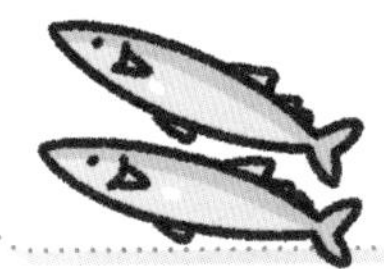

リノール酸
（多価不飽和脂肪酸）

血中のコレステロール値を上げず動脈硬化を予防する。ごま油、コーン油などに含まれる。

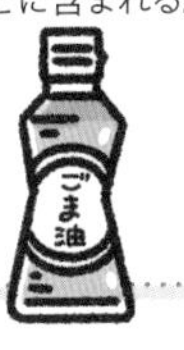

アラキドン酸
（多価不飽和脂肪酸）

乳児の脳や体の成長に不可欠。血圧をコントロールする働きも。卵やレバーなどに含まれる。

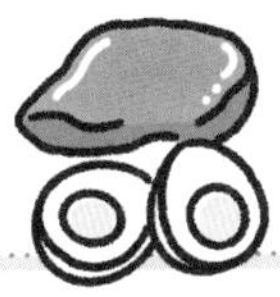

オレイン酸
（一価不飽和脂肪酸）

血中のLDLの増加を抑制する。オリーブオイルや紅花油などに含まれる。

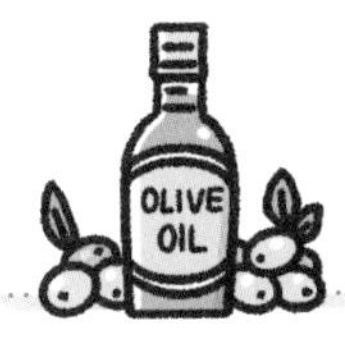

過ぎると体脂肪になりやすく、肥満や動脈硬化を引き起こすため、注意が必要です。一方で不飽和脂肪酸は細胞膜の原料などに使われたり、動脈硬化や循環器の病気を予防するなど、**健康によい作用をするものが多い**のが特徴です。ダイエットには、不飽和脂肪酸を上手にとり入れるとよいでしょう。

ただし、不飽和脂肪酸は飽和脂肪酸に比べると中性脂肪になりにくいものの、「不飽和脂肪酸を摂取したらやせる」というわけではありません。飽和脂肪酸と同じく、とり過ぎると蓄えられるので注意しましょう。ダイエットでは、運動で消費エネルギーを増やす努力が不可欠です。

Finding

「コレステロールは体に悪い」ワケではない！

#HDL・#LDL

HDLとLDLの違い

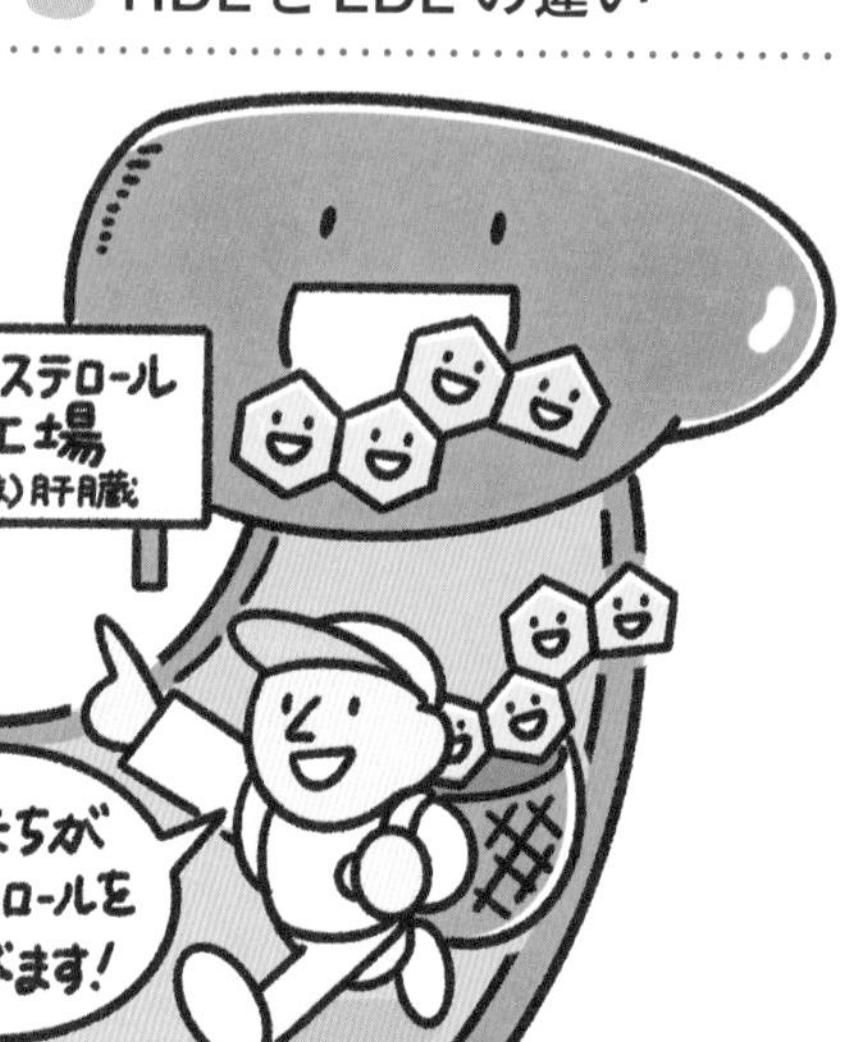

コレステロール
工場
(株)肝臓
ボクたちが
コレステロールを
運びます！

リポたんぱく質

肝臓でつくられたコレステロールは脂質のため、そのままでは水に溶けず血液内を移動できない。そのため、特別なたんぱく質に乗って水溶性の「リポたんぱく質」となり、血液内を移動する。

コレステロールは細胞膜やホルモンの重要な成分

コレステロールは脂質の一種で、エネルギー源にはなりませんが、細胞膜やホルモンなどを構成する重要な成分となります。

体内のコレステロールは、食事から摂取するのが20〜30%、残りの70〜80%はおもに肝臓で合成されて体中に運ばれます。

コレステロー

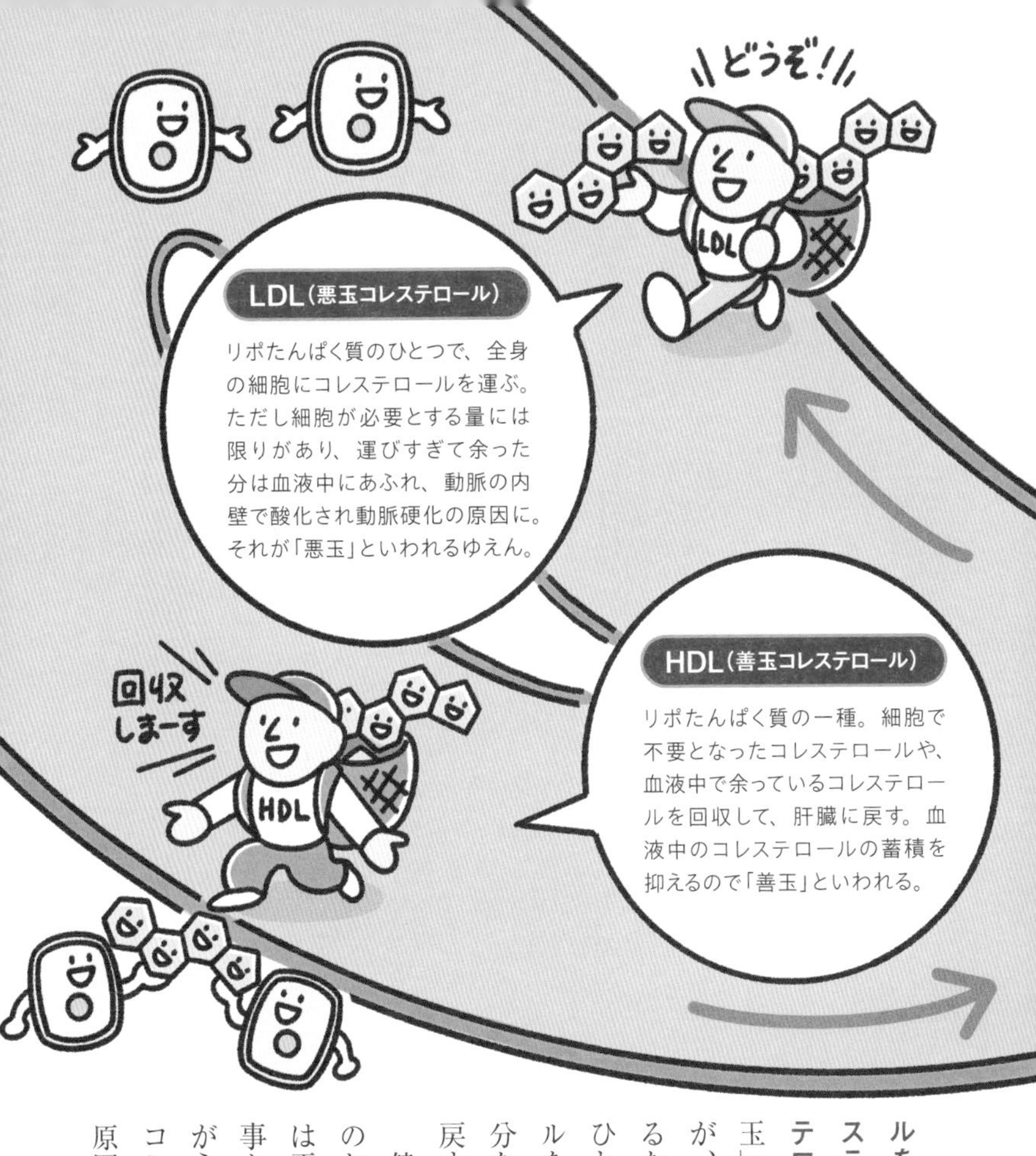

どうぞ！
LDL
LDL（悪玉コレステロール）
リポたんぱく質のひとつで、全身の細胞にコレステロールを運ぶ。ただし細胞が必要とする量には限りがあり、運びすぎて余った分は血液中にあふれ、動脈の内壁で酸化され動脈硬化の原因に。それが「悪玉」といわれるゆえん。
回収しまーす
HDL
HDL（善玉コレステロール）
リポたんぱく質の一種。細胞で不要となったコレステロールや、血液中で余っているコレステロールを回収して、肝臓に戻す。血液中のコレステロールの蓄積を抑えるので「善玉」といわれる。

ルを運搬するのはＬＤＬ（悪玉コレステロール）とＨＤＬ（善玉コレステロール）の役目です。ＬＤＬは「悪玉」と呼ばれ、まるで悪者扱いですが、ＨＤＬと同様に血液中を移動するために変化した**リポたんぱく質**のひとつです。ＬＤＬはコレステロールを全身の細胞に運び、ＨＤＬは余分なコレステロールを回収し肝臓に戻す働きをします。

健康な人であれば、このシステムのおかげで体内のコレステロール量は正常に保たれます。ところが、食事からとり過ぎたり肝臓の調整機能がうまくいかなくなると、血液内にコレステロールが増え、動脈硬化の原因になるのです。

#コレステロール

鶏卵は1日1個まで、というのは本当？

OLD 心臓病予防で1日1個

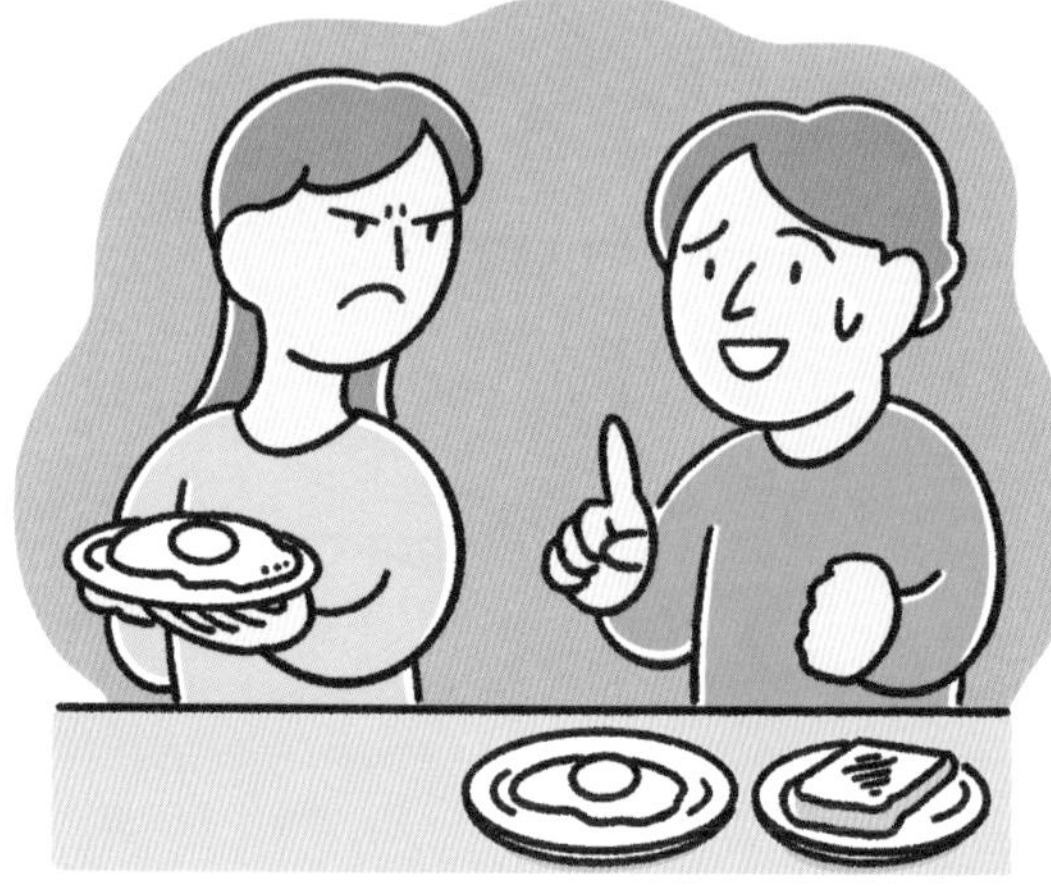

鶏卵（以下「卵」）はコレステロールを多く含むため、長期間にわたって食べ続けると血液中のコレステロール値が上昇し、心臓病のリスクが高まるとされていた。そのため心臓病の死者が多かったアメリカでは、1968年に米国心臓協会が「卵は1週間に3個まで」と勧告。アメリカより心臓病が少ない日本でも「卵は1日1個まで」が推奨されてきた。

食べる量は血中コレステロール値と要相談

OLD 以前は心臓病予防のために、「卵は1日1個まで」といわれていました。しかし、コレステロールが豊富な食品を食べても、血中コレステロール値がすぐに上がるわけではありません。血中のコレステロールの濃度は肝臓で調整され、食事でとり過ぎると肝臓での合成を減らし、余った分は体外へ排出するなど、一定に保たれるようコントロールされています。

近年の研究の結果、卵と心

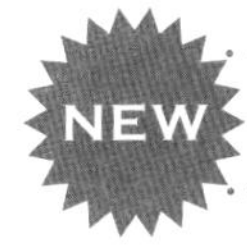

脂質異常症の予防のために1日1個

脂質異常症の重症化予防のため

1日のコレステロール量は200mg未満

＝

血中脂質が気になる人は、卵は1日1個程度

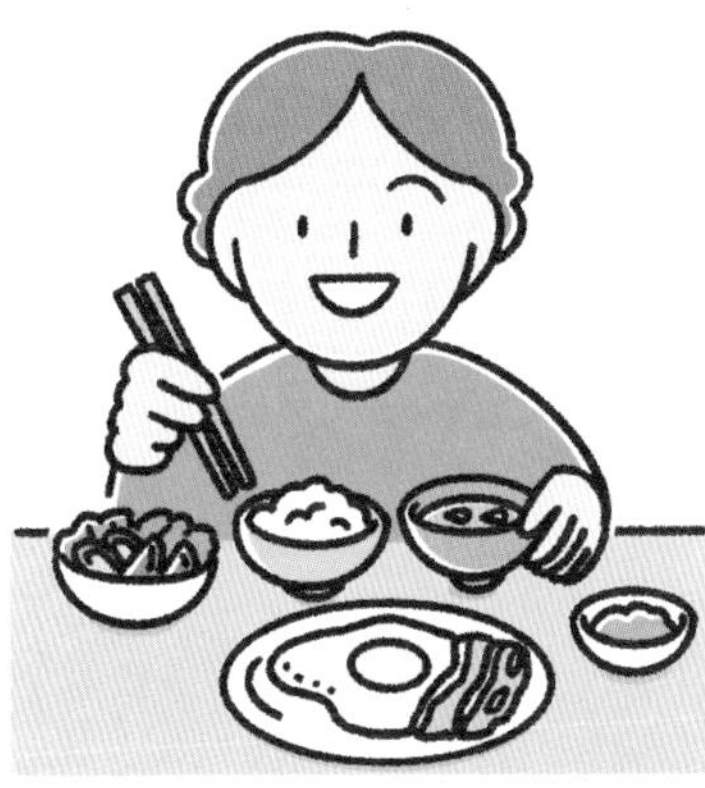

絶対に1日1個まで？

健康な人と病気の人では基準が変わってくる。検査数値などから脂質の血中濃度が気になる人は、卵に限らずコレステロールの摂取量を気にするようにしよう。

脂質異常症とは？

血液中に含まれるLDLや中性脂肪などの脂質の値が基準値よりも多い状態。放置してしまうと動脈硬化や脳卒中のリスクを高める。

臓病の因果関係はないことがわかりました。そのため、二〇一五年版「日本人の食事摂取基準」から、コレステロールの摂取目標が削除され、「卵は1日1個まで」の摂取制限はなくなりました。

しかし、二〇二〇年版では、NEW **脂質異常症の重症化予防のため**一日のコレステロール摂取量は200mg未満と明記されました。卵1つのコレステロール量は200mg前後なので、脂質異常のある人は卵は1日1個まで、ということになります。ただし、健康な人はこの限りではありません。

Question

食べる時間によって太りやすさは変わる？

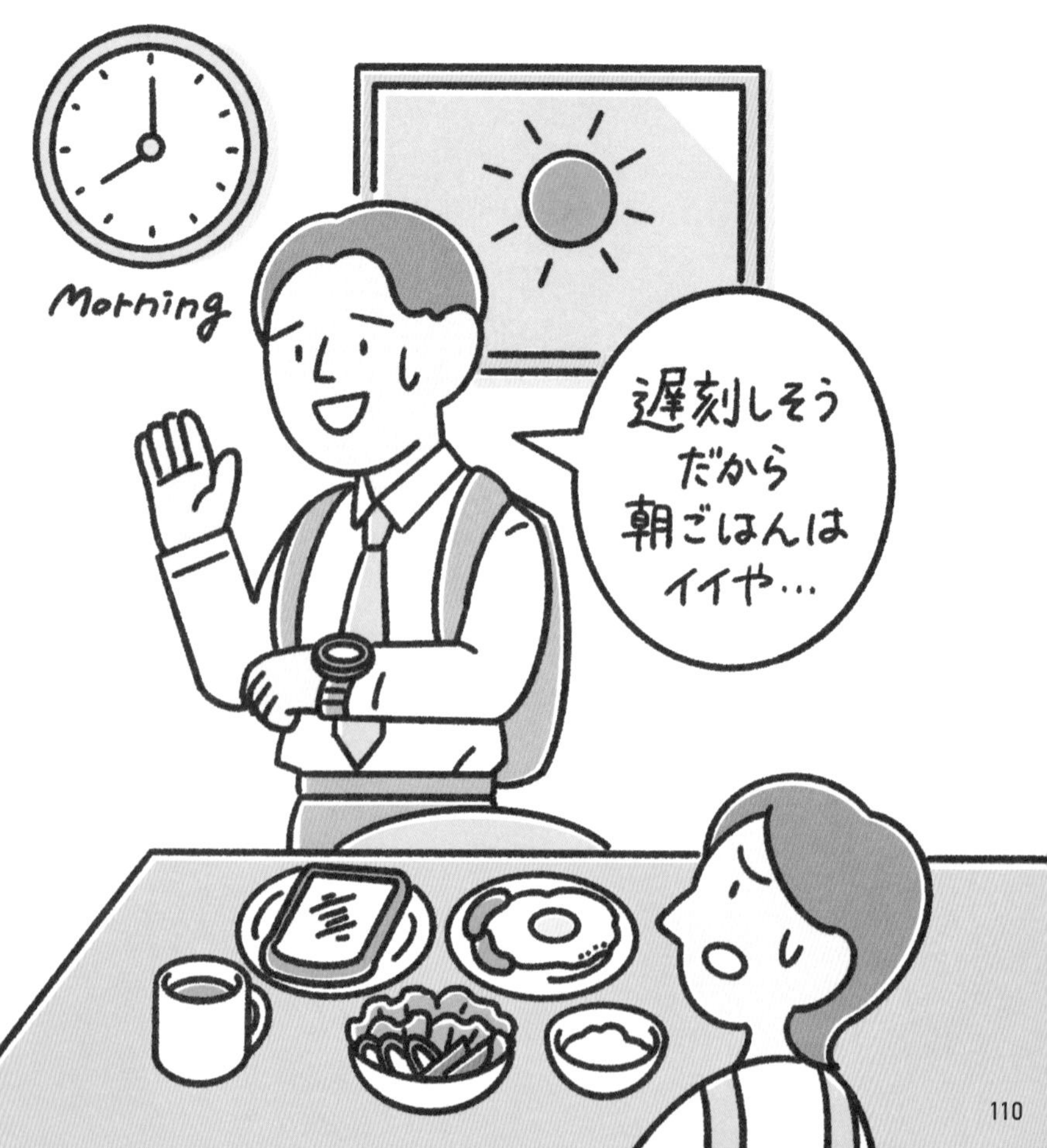

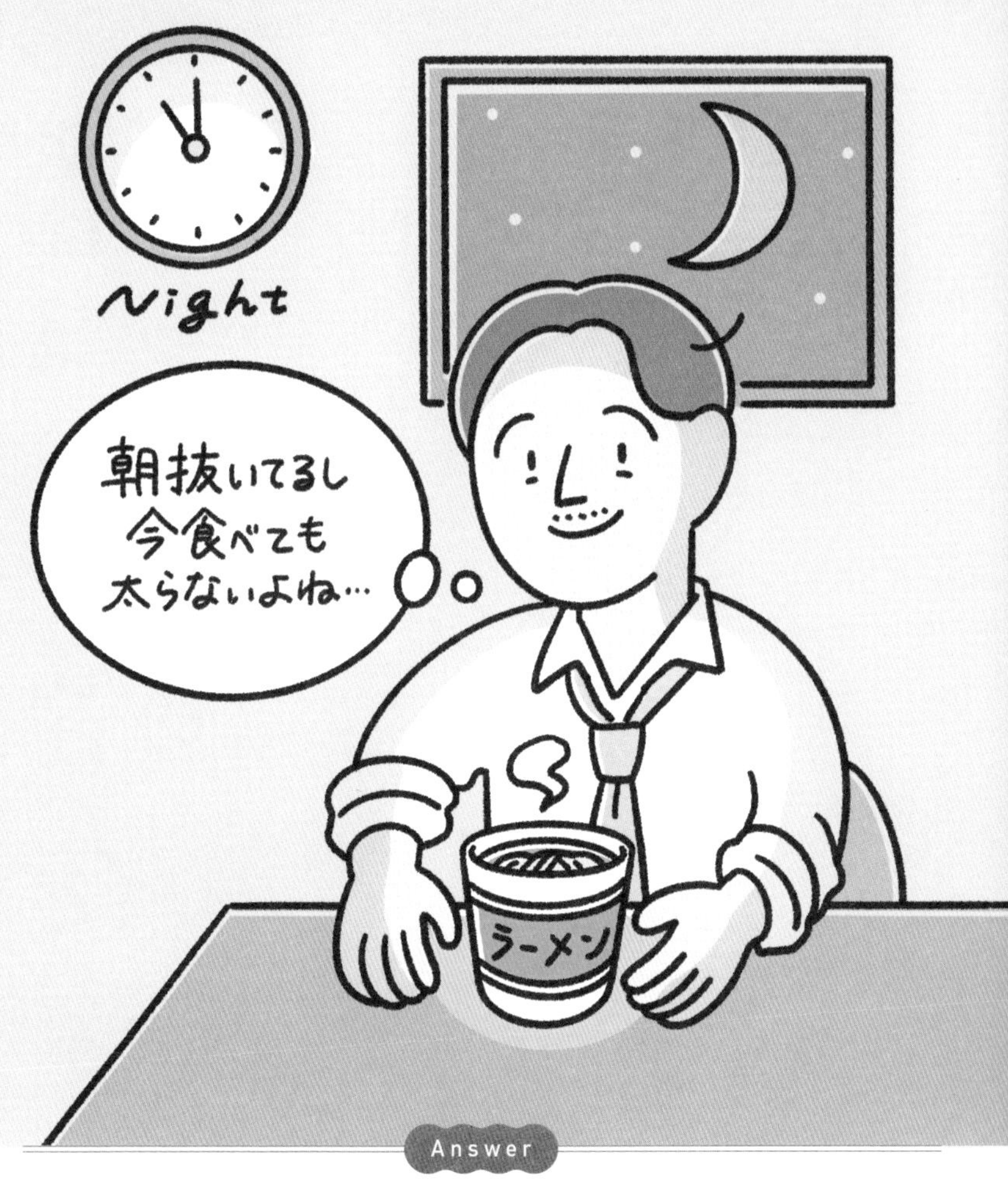
Night
朝抜いてるし
今食べても
太らないよね…
ラーメン

Answer

朝はしっかり、夜は控えめがダイエットに効果的

食事は、朝食べると太りにくく、夜食べると太りやすいことがわかっています。これはヒトの体内時計が朝リセットされるためで、朝食がリセットの合図になり、内臓が働き始め、エネルギー代謝を活発にします。そのためダイエットでは、朝食を抜くのは御法度です。

Answer

朝はしっかり、夜は控えめがダイエットに効果的

#体内時計

#時間栄養学

体内時計のリセットがダイエットのキーポイント

効率よくダイエットを実践するために知っておいたほうがよいのが「時間栄養学」の考え方です。これは、**体内時計を考慮して、食べる時間や食事内容などを調整する栄養学**です。この体内時計が狂ってしまうと、病気や体の不調、そして肥満にもつながっていきます。

体内時計は本当にある

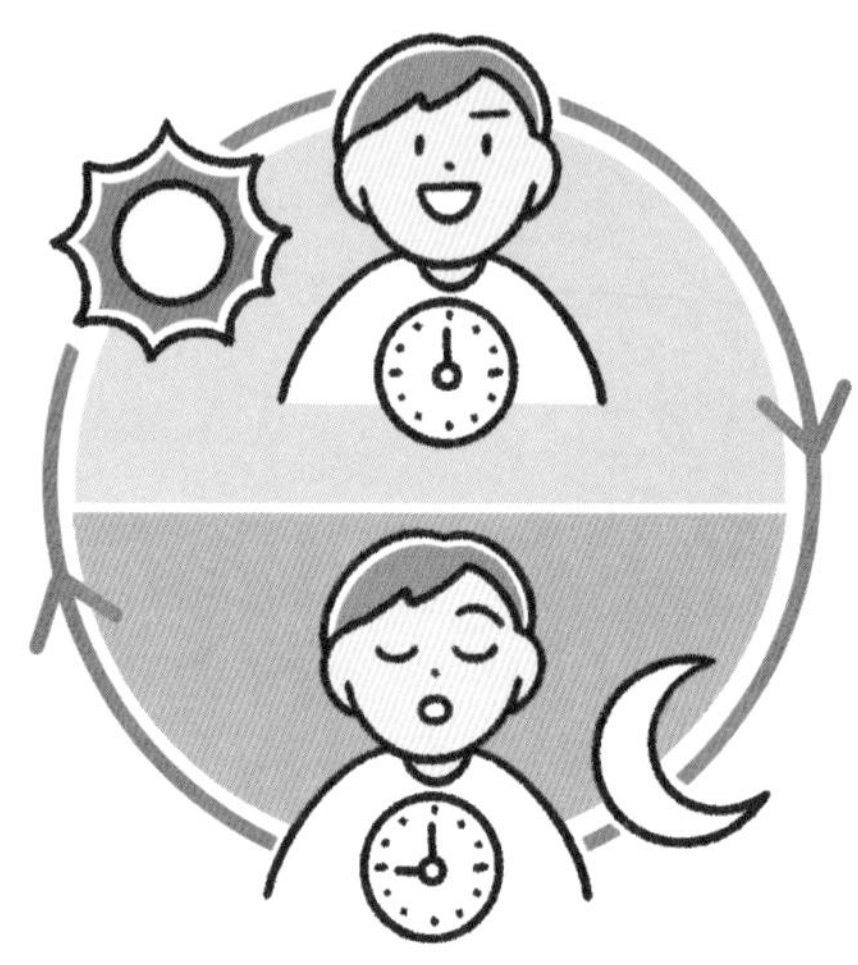

ヒトの生体リズムは1日約 25 時間で動いていて、それを「体内時間」と呼ぶ。1日は 24 時間のため、時計や光がない部屋で生活していると、約1時間ずつ夜更かしになっていくことがわかっている。普段は朝の光と食事の刺激で、そのズレをリセットしている。

朝はしっかり食べても太りにくい！

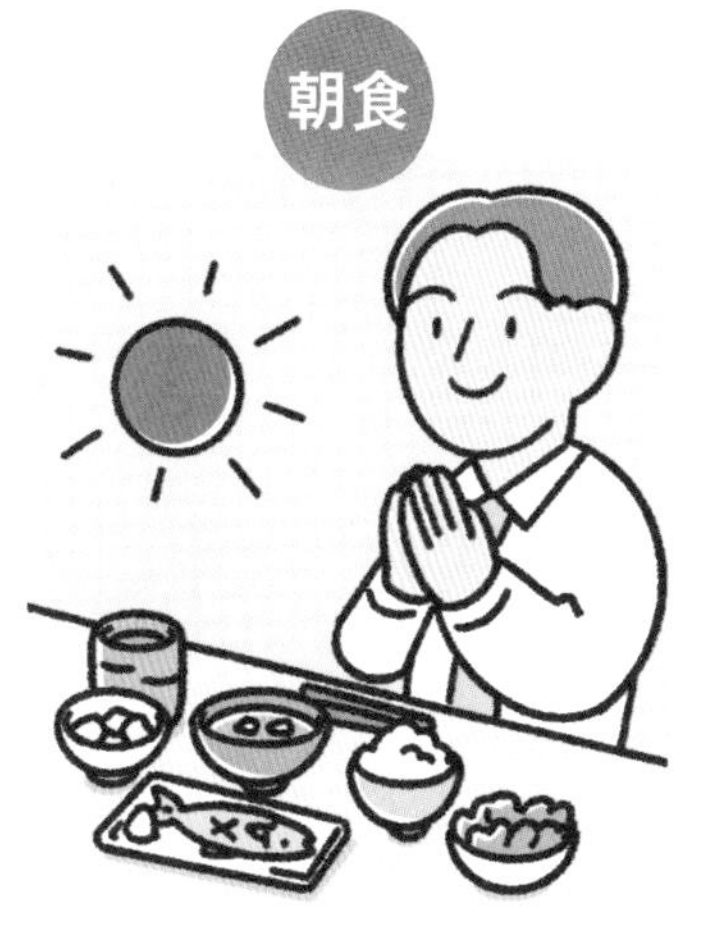

朝食で体内時計がリセットされると、脳や内臓が働き始め、代謝もアップする。そのため、朝食をしっかり食べても太りにくく、頭も冴えて仕事がはかどるなど、イイことずくめ。一方、朝食を抜く人ほど太りやすい傾向がある。

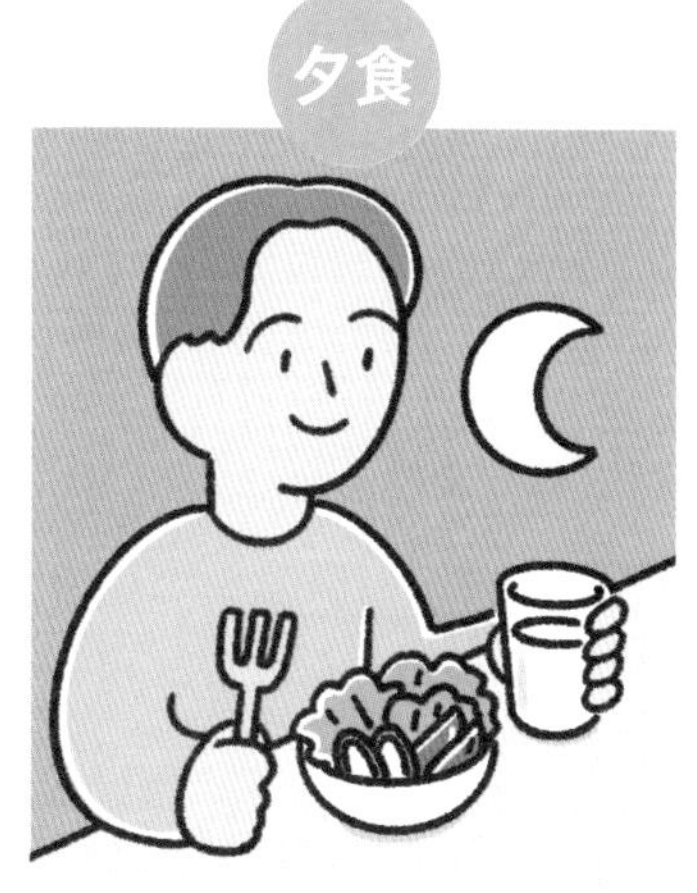

食べる時間とダイエットの関係を調査した実験では、夕食を多くして朝食を少なくすると、その逆より太りやすいことがわかっている。そのため、朝食はしっかり食べて夕食は控えめに。できれば寝る2時間前までに食べよう。

体内時計をリセットし整えるためには、朝食をとることが大切です。臓器は、朝食が合図となって動き出すことがわかっています。とくに、朝に糖質をとると体内時計がリセットされやすくなるため、朝食は起きてから1時間以内にとるのがよいでしょう。栄養素の代謝は時間帯によって変わり、**朝からお昼にかけて、栄養素の代謝が活発になる**といわれています。

一方、同じ内容の食事でも夕食に食べるほうが太りやすいことがわかっています。そのため、時間栄養学の観点からすると、朝はしっかり食べ、夜は控えめにすることが、ダイエットのポイントとなります。

Q

Question

糖質制限ダイエットは効果あるの?

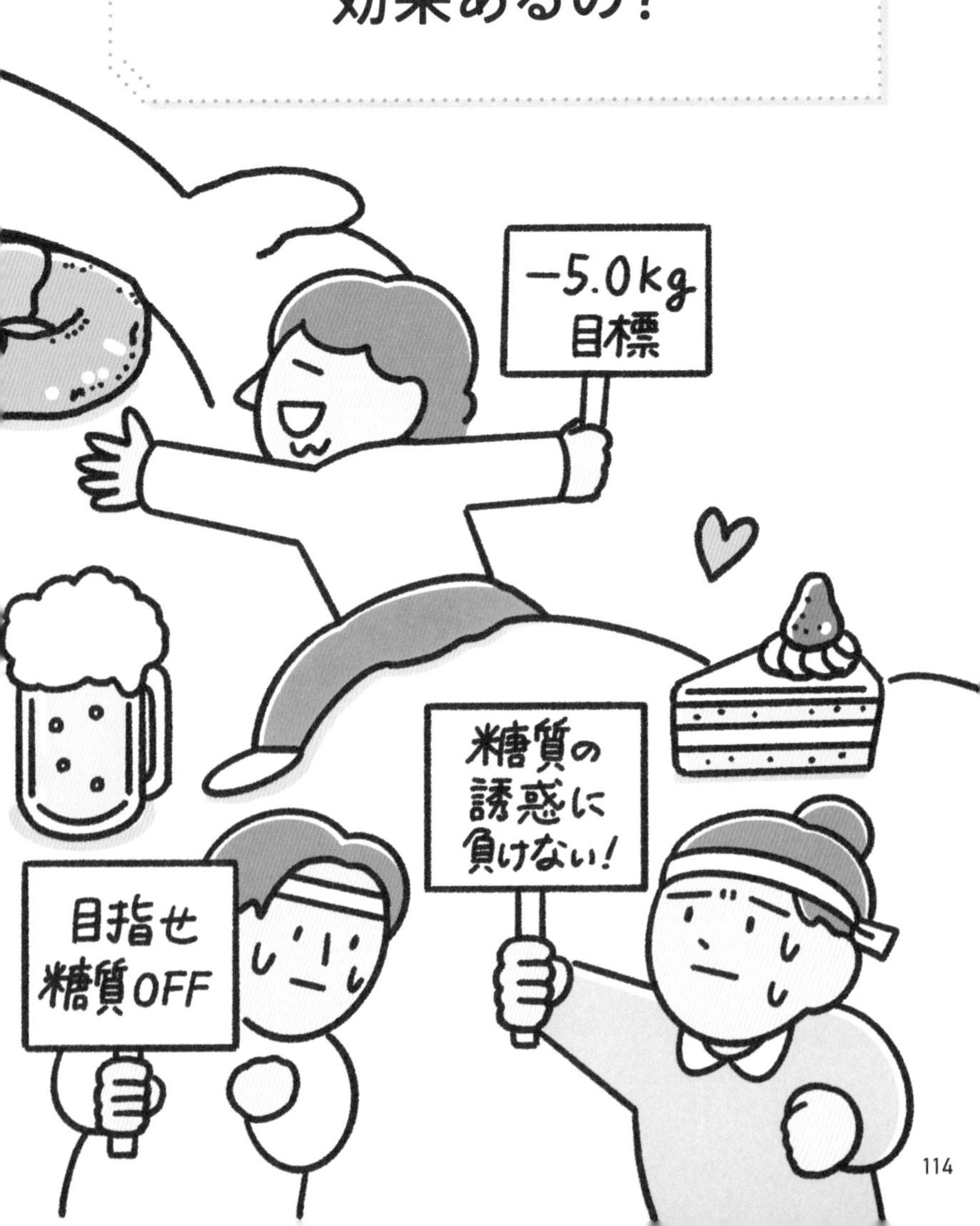

−5.0kg
目標
糖質の
誘惑に
負けない!
目指せ
糖質OFF

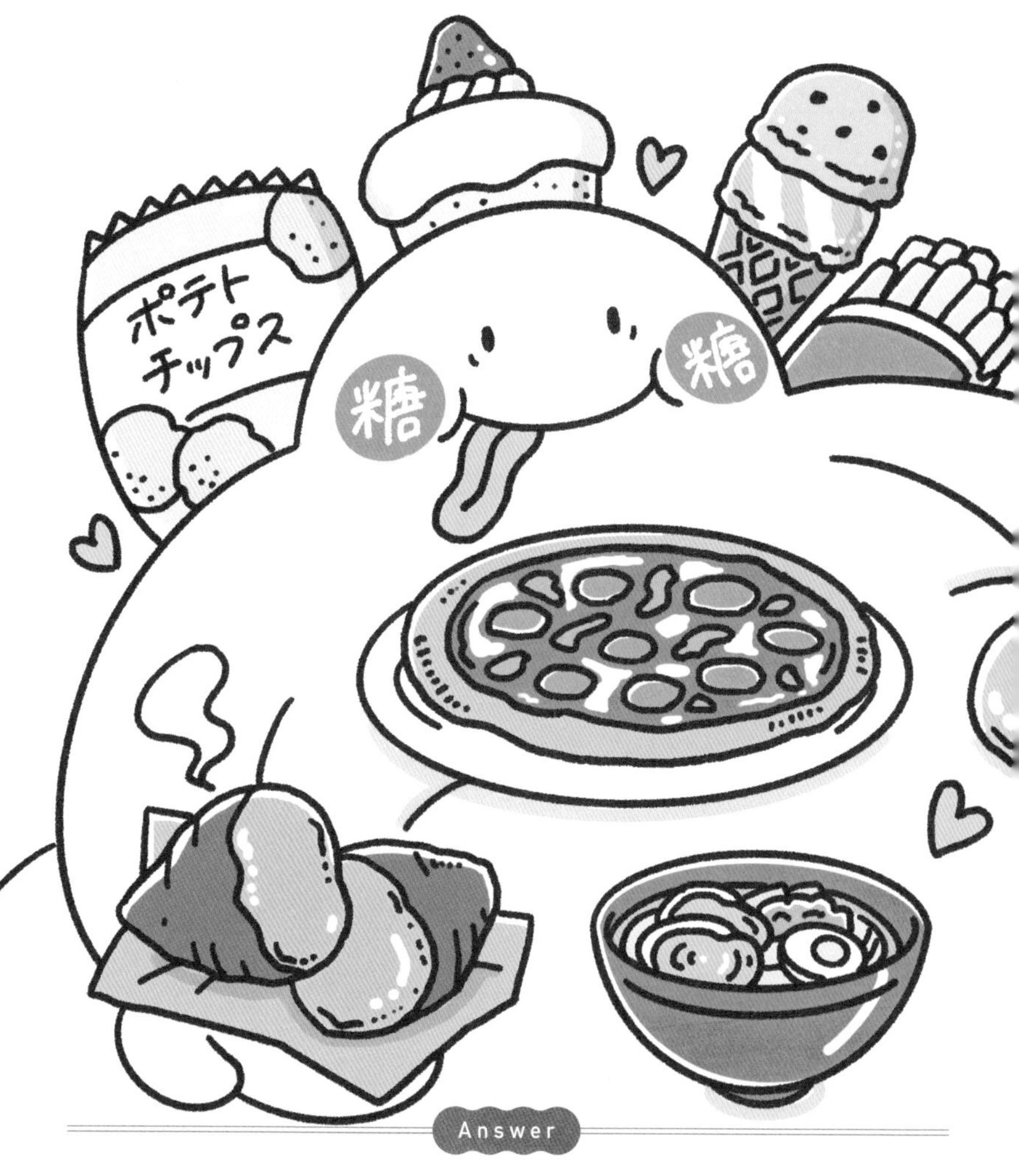

Answer

糖質制限ダイエット、効果はあるけど無理は禁物!

糖質はおもにお米やパン、砂糖など甘いものに多く含まれており、これらの量を制限すると摂取カロリーが減るため、たしかに減量できます。ただし、糖質量を極端に減らすダイエットは、健康への影響がまだはっきりわかっていません。無理は禁物です。

Answer

糖質制限ダイエット、効果はあるけど無理は禁物

#インスリン #リバウンド

糖質の食事全体の割合を50％から40％程度に

日本人は、1日の摂取エネルギー量の約半分を糖質でとっています。そのため、**ダイエットをしたい人は、糖質を制限すると効果が現れます。**単純に糖質をカットすると全体のエネルギー摂取量が減るからです。効果があるからといって、甘い物はもちろん、主食のお米やパンな

糖質とインスリンの関係

インスリンの働き

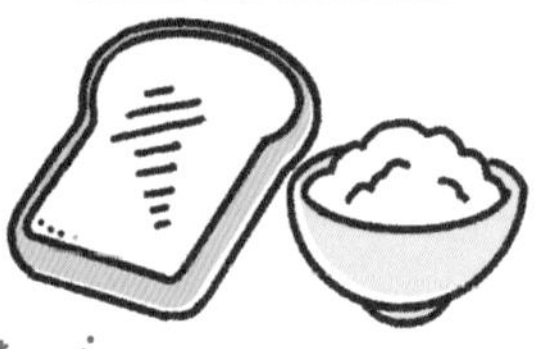

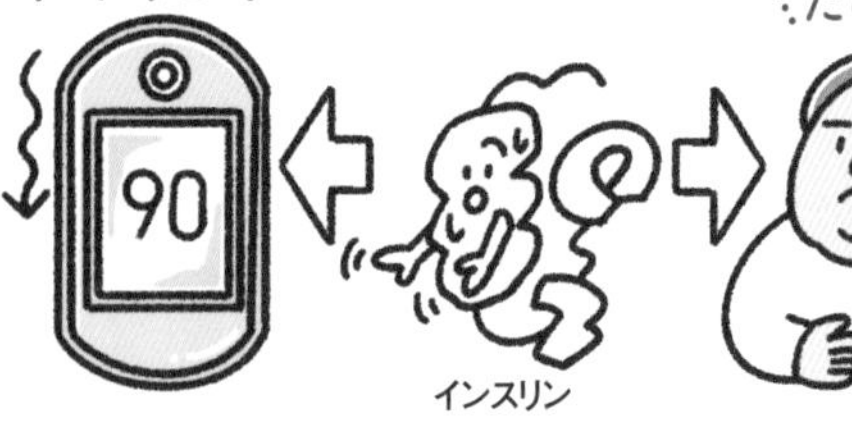

糖質を摂取すると、上昇した血糖値を下げるために膵臓からインスリンというホルモンが分泌される。インスリンには、血中の糖分を脂肪に変えて体内に蓄える働きがあるため、糖質をとり過ぎると太りやすくなる。速食いも、血糖値を上げやすいので要注意。

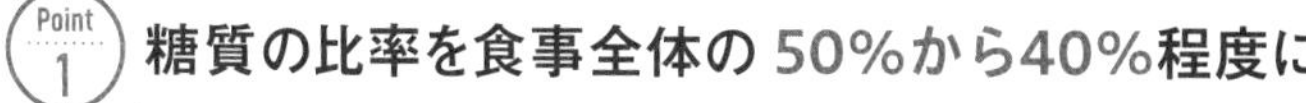

無理なく糖質制限ダイエット

Point 1 糖質の比率を食事全体の50%から40%程度に

Point 2 減らした分は野菜などのおかずでカバー

Point 3 糖質0は続かない。リバウンドのリスクも

1食の糖質量目安

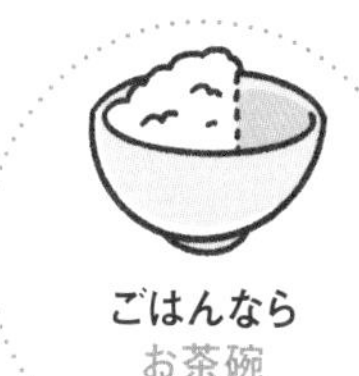

ごはんなら
お茶碗
3分の2

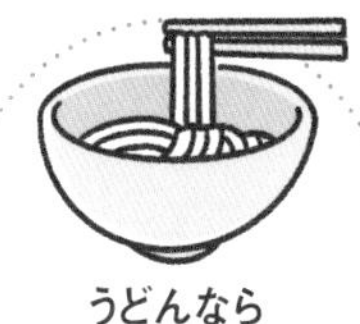

うどんなら
1玉より
少し減らす

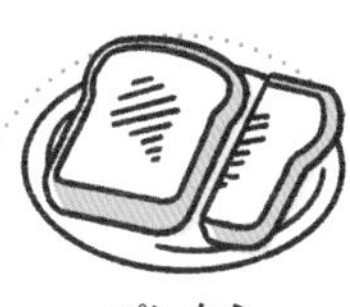

パンなら
6枚切り
1枚半

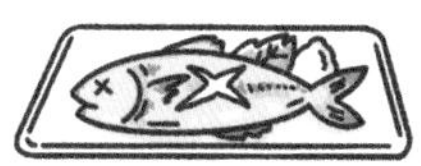

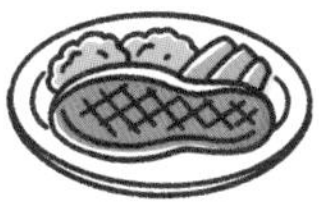

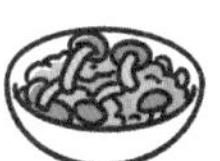

糖質以外の栄養素を考慮したおかずで補うと◎

ども一切とらない「糖質0」など極端な制限は無理があります。一時的な効果はあっても継続は難しく、リバウンドの可能性が高いからです。また、糖質0生活を続けた場合の将来的な健康への影響もまだ明らかになっていません。

まずは普段の主食を少し減らし、食事全体の糖質の比率を50%から40%程度にする、ゆるやかな糖質制限がおすすめです。主食の糖質を減らした分は、肉や魚、野菜料理などのおかずに置き換えます。

肥満の改善にはエネルギー制限が基本ですが、無理せずダイエットをしたい人は、ゆるやかな糖質制限もよいでしょう。

Finding

糖質はあとからゆっくり食べて吸収をゆるやかに

#ベジファースト　#カーボラスト

いかに糖質をゆっくり吸収するかが大切

食事のあとは血糖値が上がりますが、それが極端に高くなることを食後高血糖といい、動脈硬化の原因になることがわかっています。食後高血糖を防ぐためには「糖質を食べる順番と食べ方」に気をつけましょう。

血糖値を上げやすいのは、糖質を多く含むお米やパン、めん類などの

ブドウ糖は吸収が速い

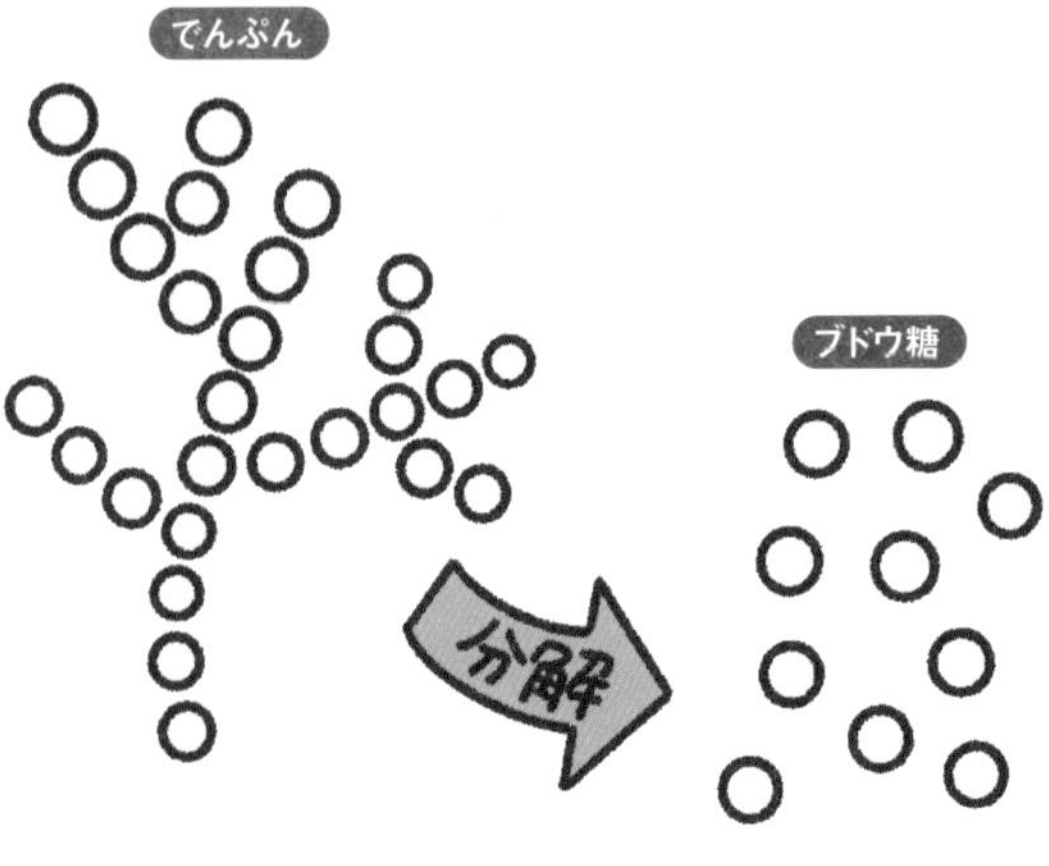

でんぷん

分解

ブドウ糖

でんぷんは、多くの単糖が数珠つなぎになっているためすぐには吸収されず、消化酵素で最小単位のブドウ糖に分解されてから吸収される。一方で、ブドウ糖を多く含む食べ物は、体内に素早く吸収され、血糖値が高くなりやすい。

ベジファーストとカーボラスト

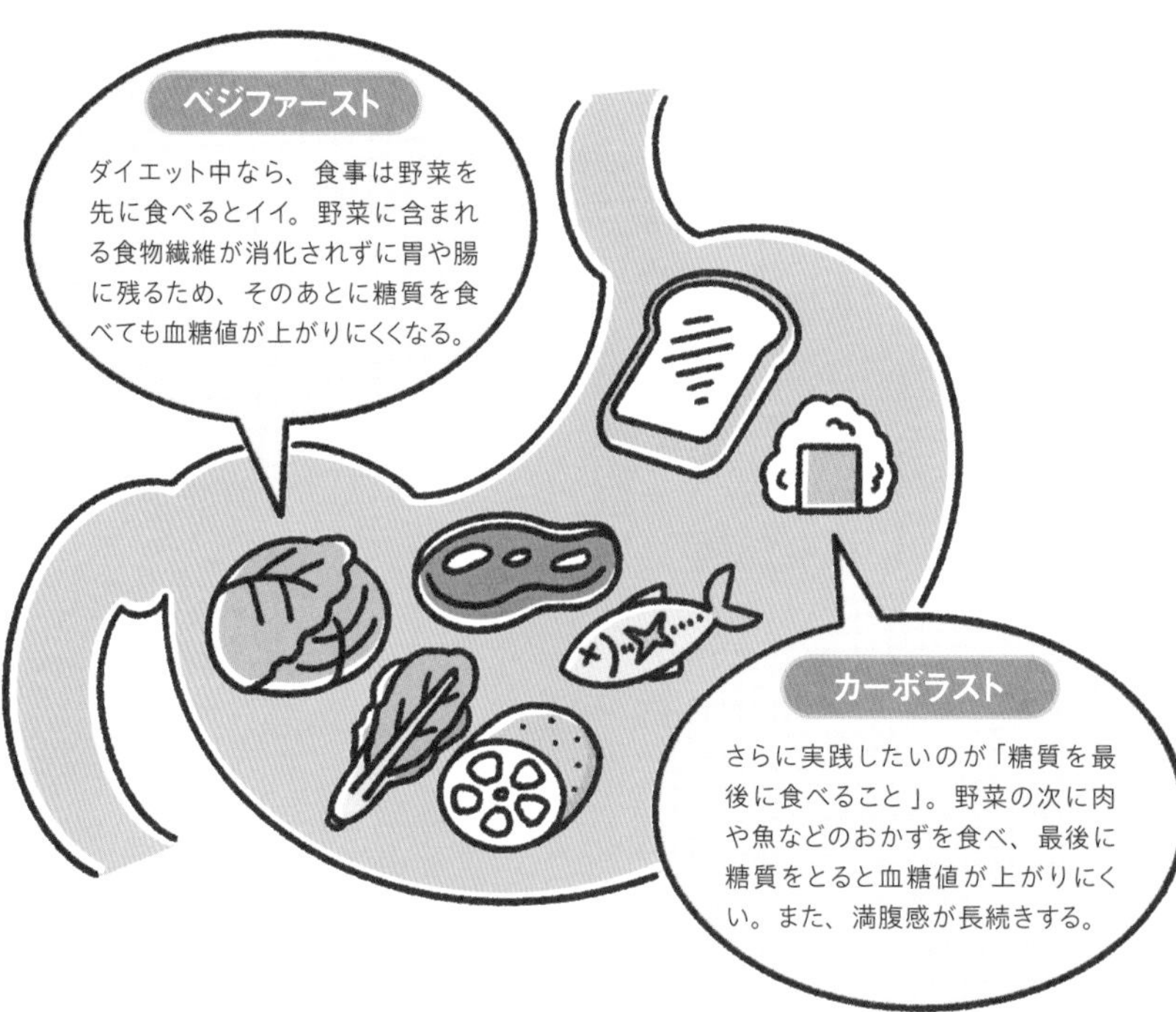

ベジファースト
ダイエット中なら、食事は野菜を先に食べるとイイ。野菜に含まれる食物繊維が消化されずに胃や腸に残るため、そのあとに糖質を食べても血糖値が上がりにくくなる。
カーボラスト
さらに実践したいのが「糖質を最後に食べること」。野菜の次に肉や魚などのおかずを食べ、最後に糖質をとると血糖値が上がりにくい。また、満腹感が長続きする。

主食と、果物や砂糖などの甘い物です。とくに、**甘い物に含まれる砂糖やブドウ糖は体内に吸収されやすく急激に血糖値を上げる**ため、食後に食べるのが賢明です。食物繊維は消化されず、先にお腹に入ることで糖質の吸収をゆるやかにしてくれるので、食べる順番は、①野菜、②肉や魚などのおかず、③糖質の「ベジファースト」&「カーボラスト」が理想です。できれば野菜を食べてから少し空けて糖質をとるのがよいため、ゆっくり食べましょう。

ごはんと一緒におかずを食べる和食は「ベジファースト」のあと、おかずとごはんをよく噛んで食べることを意識しましょう。

プラス α

グルテンフリーはダイエット方法ではない

意外にも多い 小麦を使った食品

「グルテン不耐症」という疾患があります。体の免疫がグルテンに過剰に反応してさまざまな症状が出る病気です。グルテンは、小麦などに多く含まれるたんぱく質です。

グルテン不耐症の人は小麦製品を食べると胃腸の調子が悪い、疲れやすいなどの症状が現れます。日本人ではグルテン不耐症はそれほど多くありませんが、欧米人には比較的多く見られます。

「グルテンフリー」は、このグルテンを摂取しない食事療法です。もともとはグルテン不耐症の患者のために行われていましたが、そのうちダイエットのひとつとして広まりました。しかし、グルテンはほとんどエネルギー源として寄与しないため、グルテンフリーはダイエットの手段にはなりえません。グルテンをとらないということは、パンやパスタなどの小麦製品を食べないということ。つまり、糖質制限を行っていることになり、体重が減るため、都合よく解釈されたのでしょう。ダイエットを目的とするならグルテンフリーではなく、正しい方法を選択しましょう。

ちなみに、お米はグルテンフリーですので、米粉を使ったパンやお菓子は、グルテン不耐症の方でも食べることができます。

欧米人に多いグルテン不耐症

特徴1 小麦製品を食べるとお腹が痛くなる

パンやパスタ、うどんなど、小麦製品を食べるとお腹が痛くなったり、吐き気や下痢をしたりする場合は、グルテン不耐症の可能性がある。

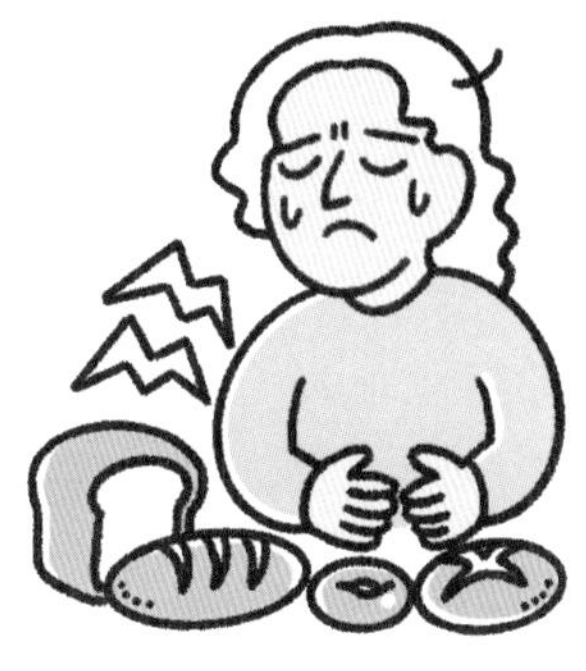

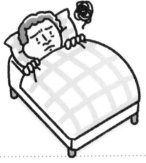

特徴2 なかなか疲れがとれない

グルテン不耐症の人が知らずに食べ続けると、胃腸障害が続いて体力を消耗。栄養素の吸収も妨げられるため、疲れがとれにくくなる。

特徴3 お腹がパンパンに張っている

グルテンを含む食品が消化しきれないため、お腹が張りやすくなる。パンパンに張ったお腹を押すと、痛みがある場合は要注意。

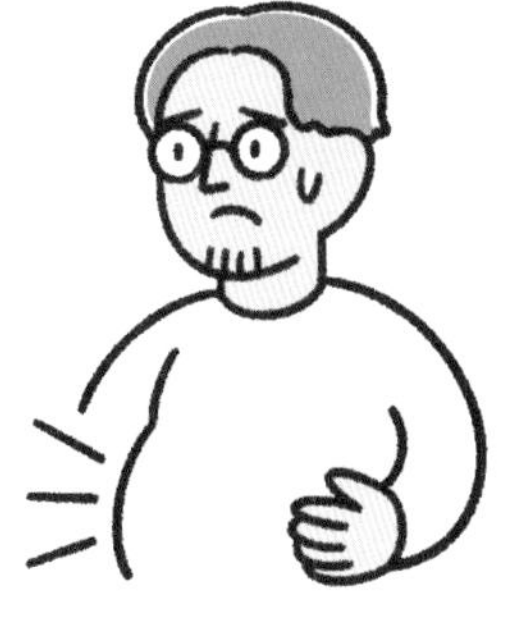

日本人に少ないとはいえ、発症しないとは限らない。小麦製品を食べたあとに上記の症状がある人は、一度検査をしてみることをおすすめする。

プラスα

糖質と糖類のちがい

糖質の中でも体内に吸収されやすい単糖と二糖の糖類グループ

食品に甘味をつけるための調味料は甘味料と呼ばれ、**「糖質系」と「非糖質系」に大別されます。**

「糖質系」の甘味料には、糖質の最小単位の**単糖類**（ブドウ糖や果糖）、単糖類が二つ結合した**二糖類**（砂糖や乳糖）と、単糖類が数珠つなぎになった**多糖類**（でんぷんなど）、人工甘味料の**糖アルコール**（キシリトールなど）があります。単糖類と二糖類は「糖類」と呼ばれ、体内に吸収されやすいため、ダイエット中の摂取は避けたほうがよいグループです。

糖類の含有量が100gあたり0.5g未満の食品は「糖類ゼロ」と表示されます。この場合、多糖類や糖アルコールは含まれている可能性があります。

一方、「糖質ゼロ」の表示がある食品には、糖質系甘味料は使われていません。こちらはエネルギーになる糖質が含まれていないため、肥満が気になる人にはおすすめです。

「糖質ゼロ」でも甘い商品は、非糖質系甘味料が使われています。とくに合成甘味料は甘さが砂糖の200〜800倍と強いため、少量で甘味をつけることができ、しかも低カロリーまたはカロリーゼロです。しかし、最近の研究では人工甘味料の過剰摂取は肥満や糖尿病につながるという報告もあるので、とり過ぎには注意しましょう。

糖類は糖質のうちのひとつ

炭水化物はエネルギー源になる糖質と、ならない食物繊維に分けられる。糖質の最小単位は単糖類のブドウ糖。単糖類が二つ結合したのが二糖類で、これらは糖類と呼ばれ、体に吸収されやすいため、ダイエットには大敵だ。単糖類が3～9個結合したのが少糖類、10個以上は多糖類と呼ばれている。

炭水化物
食物繊維
糖質
少糖類（別名オリゴ糖）
多糖類など（でんぷんなど）
糖類
単糖類（ブドウ糖など）
二糖類（砂糖など）

Column

人工甘味料と合成甘味料

人工甘味料は化学的に合成されてつくられた甘味料のこと。糖アルコールと合成甘味料がこれにあたる。いずれも血糖値の上昇を抑えるなど、利点がある反面、大量に摂取するとお腹がゆるくなるものや、腸内環境に悪影響を及ぼす可能性があるものもあり、メリットとデメリットを理解しておく必要がある。

甘味料の分類

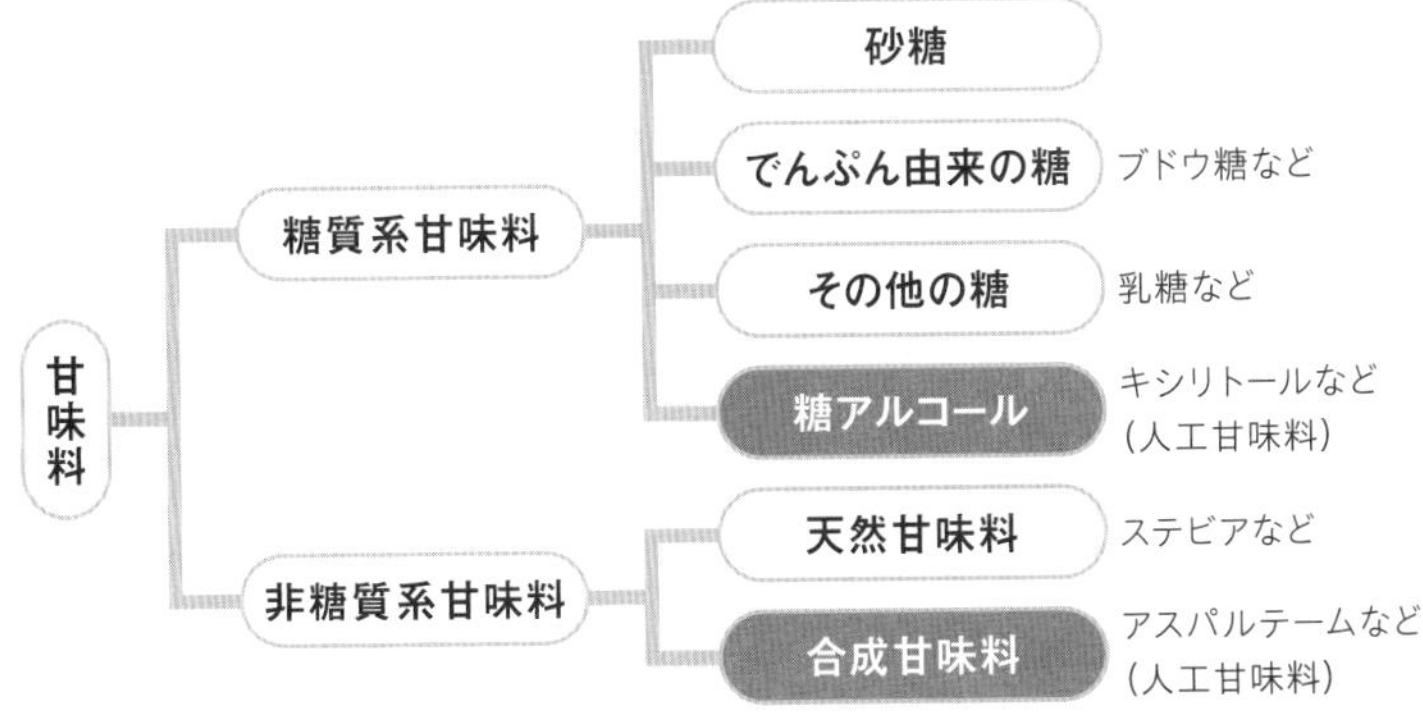

COLUMN

時間栄養学に基づいた食生活を

時間栄養学では、体内時計を考慮しながら何をいつ食べるのがよいのかを研究しています。栄養による効果が摂取した時刻によって変化することや、栄養素による体内時計の変化が研究され、2017 年には体内時計に関する研究がノーベル生理学・医学賞を受賞しました。まさに現在、研究が進んでいる分野です。

ヒトには 1 日約 25 時間の体内時計が備わっています。ズレていく体内時計をリセットするには朝食をとることが大切、とP.112・113 で解説しました。体内時計は「時計遺伝子」と呼ばれる遺伝子によってつくられており、さまざまな細胞で機能しています。最近の研究では、体内時計のメイン時計は脳内にあり、サブ時計は臓器にあることがわかってきました。脳にあるメイン時計は、朝の光を浴びることで脳が朝になったことを認識し、リセットされます。一方の臓器にあるサブ時計は朝食によってリセットされ、動かされます。サブ時計には朝の光は関係ないようです。

朝の光を浴びたにも関わらず、朝食をとらないまま午前中をすごし、遅めのランチをとったとすると、その時点で脳にあるメイン時計と臓器のサブ時計には時差が発生してしまいます。こういった状況が続き体内時計が狂ってしまうと、やがては体調不良や、睡眠障害、アレルギー疾患、がんや糖尿病などの病気につながっていくとされています。

すなわち、規則正しい食生活を心がけることで、病気になりにくい体をつくれるということにもなるのです。

生活を豊かにする栄養学

抗酸化作用のある栄養素や、
集中力を高める栄養のとり方、
アルコールと肝臓の関係性や
薄毛に効く栄養のことなど、
日ごろよく耳にするものの
あまりよく知らない栄養のことや、
知れば生活が少し豊かになる栄養学の
最新情報を、この章では解説しています。

栄養学

Question

ポリフェノールはなぜ体にイイの？

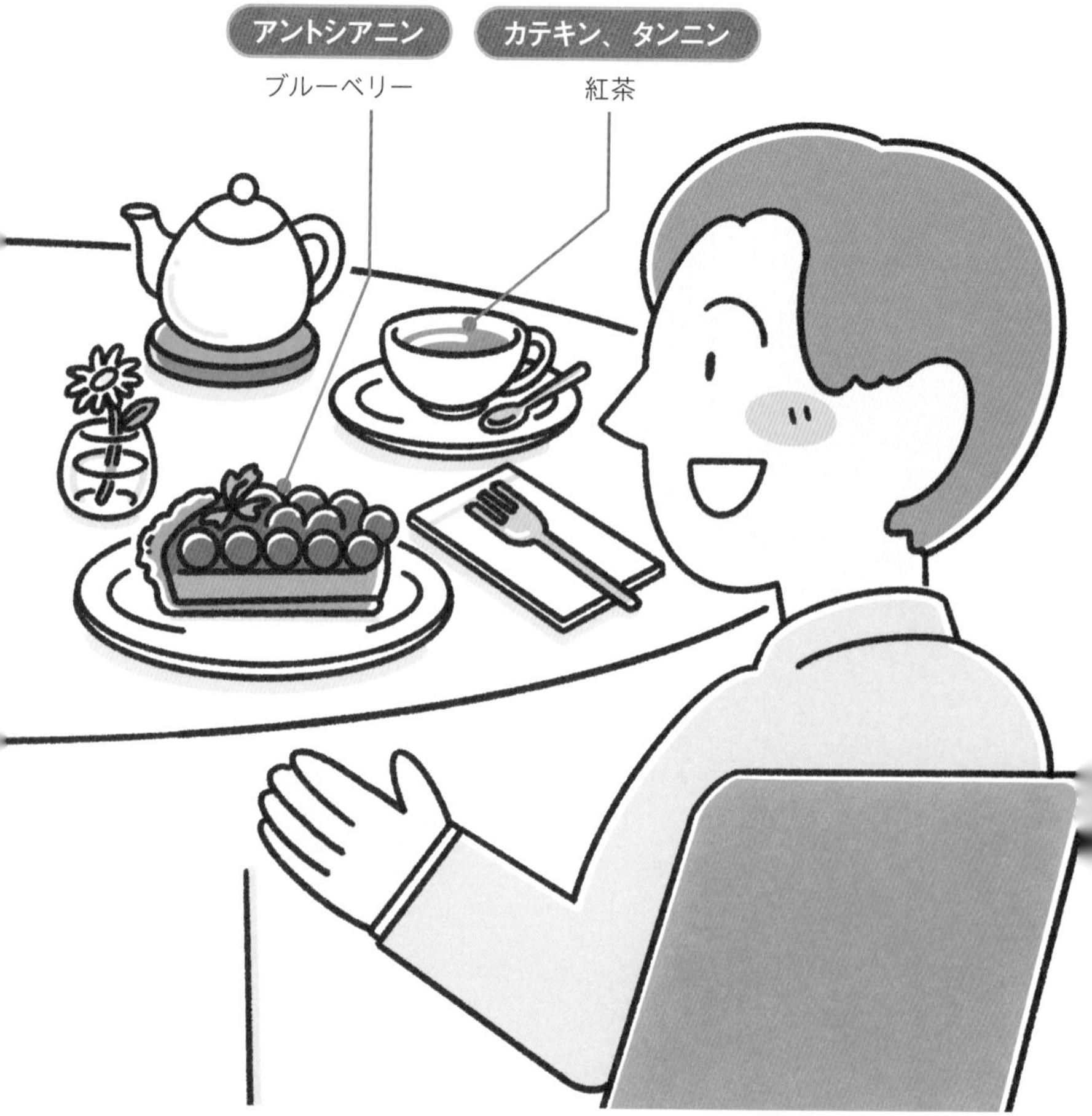

アントシアニン
ブルーベリー

カテキン、タンニン
紅茶

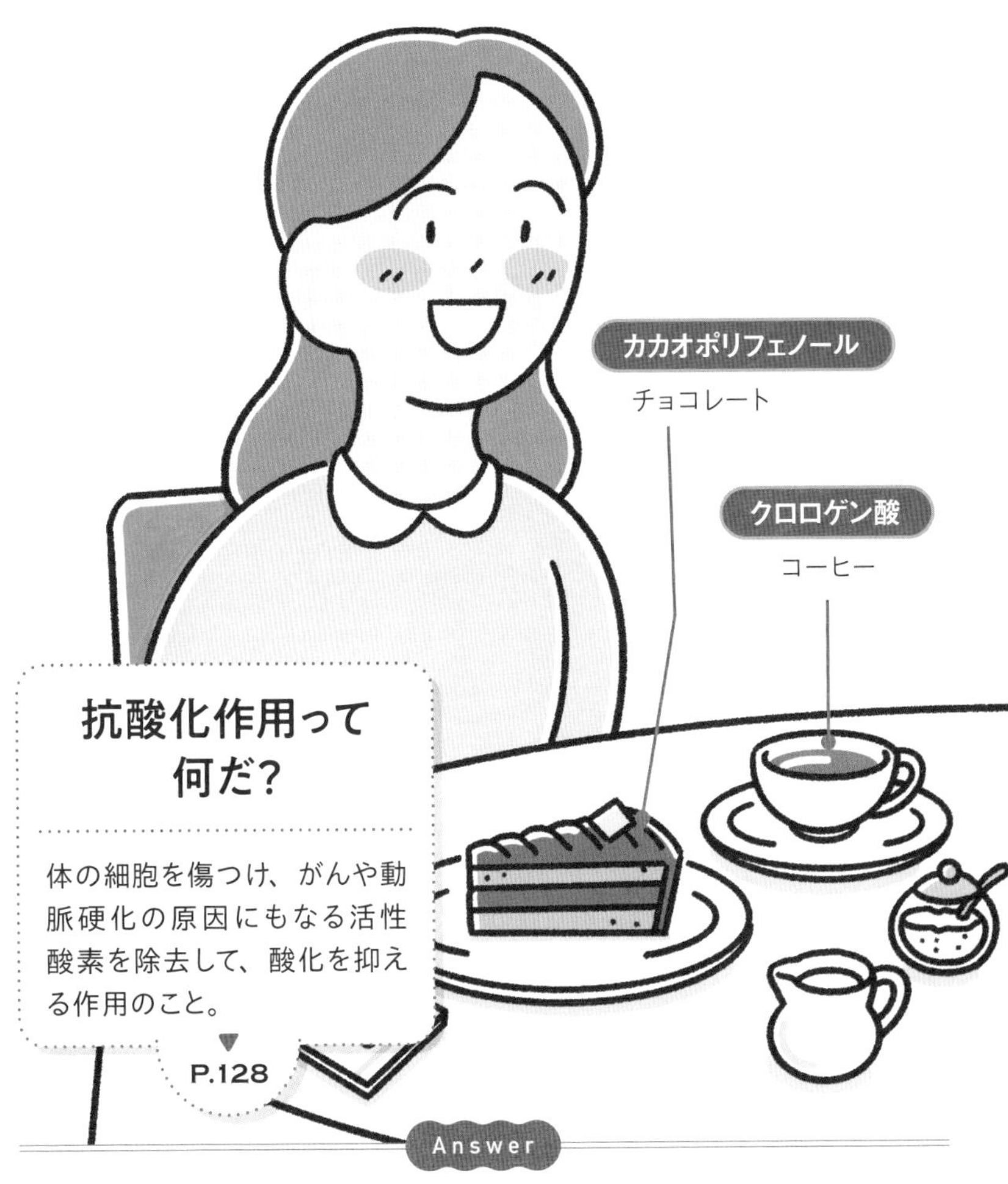

カカオポリフェノール
チョコレート
クロロゲン酸
コーヒー
抗酸化作用って
何だ?
体の細胞を傷つけ、がんや動脈硬化の原因にもなる活性酸素を除去して、酸化を抑える作用のこと。
P.128

Answer

ポリフェノールには抗酸化作用があるから

ポリフェノールは、植物がつくり出す「フィトケミカル」の一種。高い抗酸化作用があり、ヒトに有害な活性酸素を除去する働きがあります。植物の色素や苦味成分に含まれ、フラボノイド系と非フラボノイド系に大別されます。野菜では葉や茎、果物では皮や種の近くに多く存在します。

Answer

ポリフェノールには抗酸化作用があるから

#活性酸素　#抗酸化物質

活性酸素の発生を抑えるポリフェノール

ヒトは呼吸することで体内に酸素をとり入れています。その酸素が体内で変化し、酸化力が高くなったものを**活性酸素**といいます。活性酸素には強い殺菌作用があり、細菌やウイルスを撃退するなど、ヒトにとって必要な働きをする一方で、増えすぎると細胞のたんぱく質や脂質など

ポリフェノールの抗酸化作用

活性酸素

体内にとり込まれた酸素の一部が活性酸素に変化。過剰に生成されるとたんぱく質を変性させ、老化やがん、生活習慣病などを引き起こす原因となる。

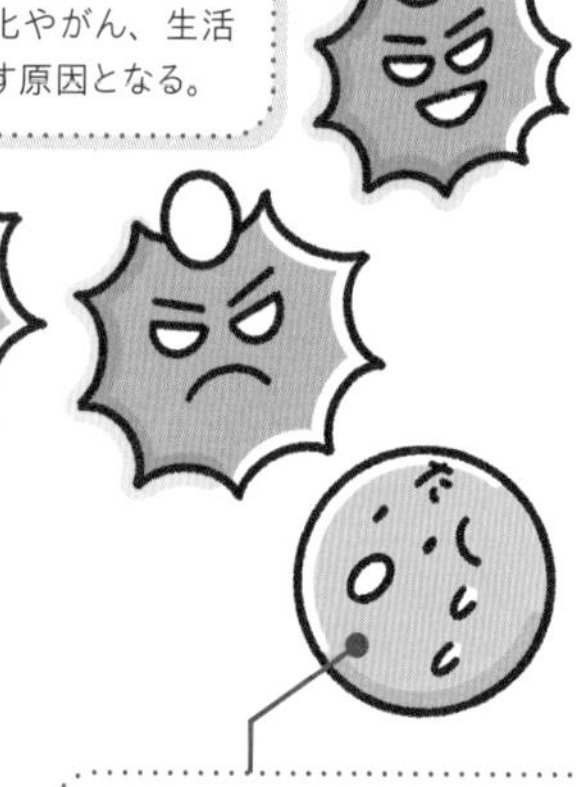

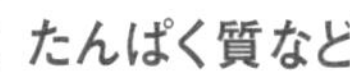

たんぱく質など

活性酸素によって細胞の主成分であるたんぱく質や脂質が酸化すると、細胞が傷つき、さまざまな病気の原因となる。

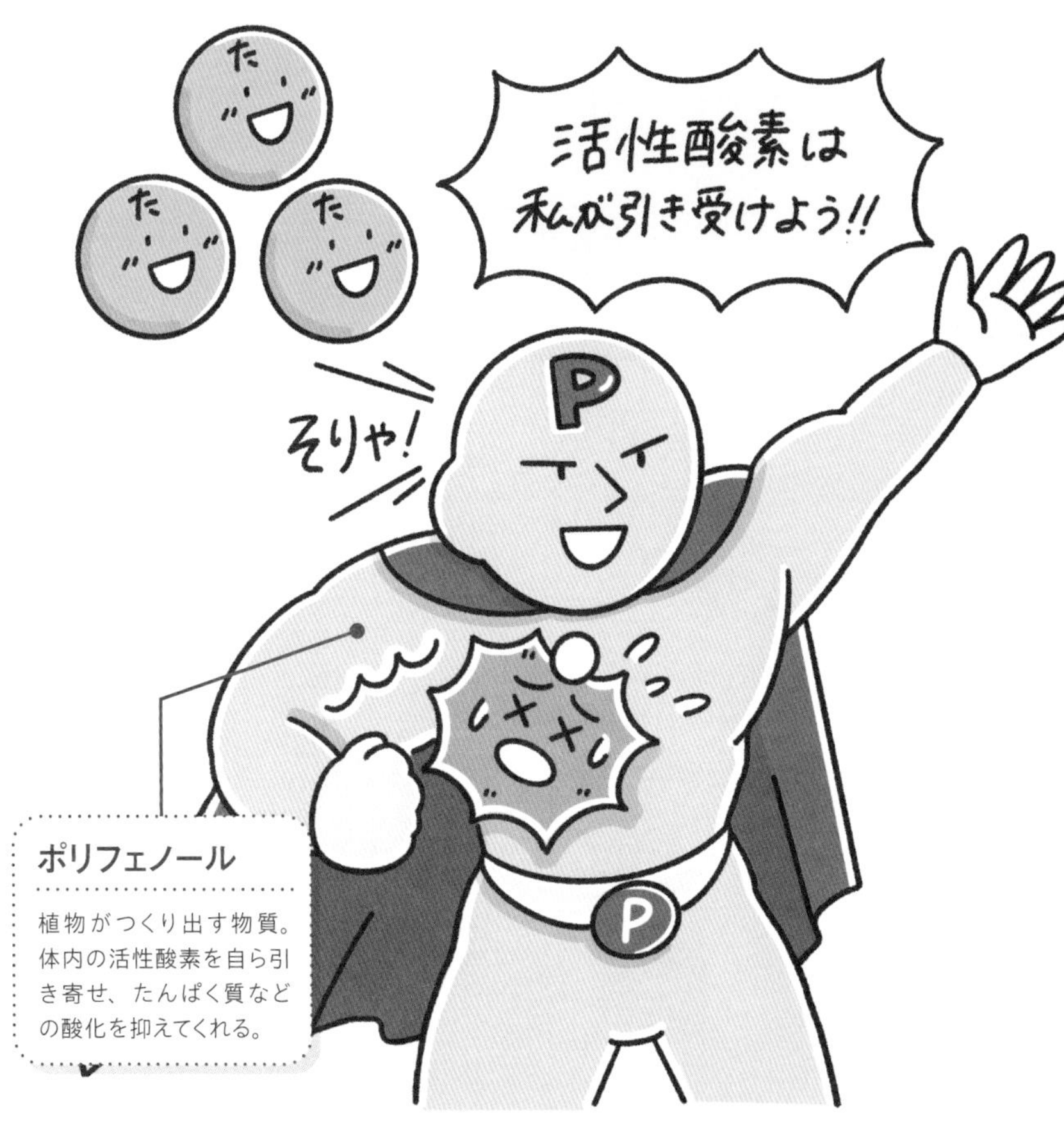

活性酸素は
私が引き受けよう!!
そりゃ!
ポリフェノール
植物がつくり出す物質。体内の活性酸素を自ら引き寄せ、たんぱく質などの酸化を抑えてくれる。

を変性させ、シミやシワ、老化、動脈硬化やがんなどの原因となり、体に悪影響を及ぼします。

その活性酸素の酸化力を抑え、細胞の傷害を防ぐ働きのことを**抗酸化作用**、抗酸化作用を持つ物質を**抗酸化物質**と呼びます。

抗酸化物質は体内で合成されるほか、食事によってとり入れられます。**食事由来の代表格が、植物でつくられるポリフェノールです**。ポリフェノールは、植物の色素や苦味の成分で、ブルーベリーやぶどうのアントシアニン、大豆のイソフラボン、緑茶やコーヒーのタンニンなど、自然界に数千種類以上あるといわれています。

Finding

体の錆(さ)びを防止するポリフェノールのチカラ

#ポリフェノール　#機能性成分

ポリフェノールには抗酸化作用が豊富

「体の錆び」という言葉をどこかで耳にしたことがある人もいるのではないでしょうか。「錆びる」という言葉は通常、金属が酸化して変色するイメージがります。そのため、「体の錆び」も体内ミネラルの鉄や銅が関係していそうですが、「体の錆び」に関しては、体内の金属ミネラルは

錆びる=酸化する

体が酸化する

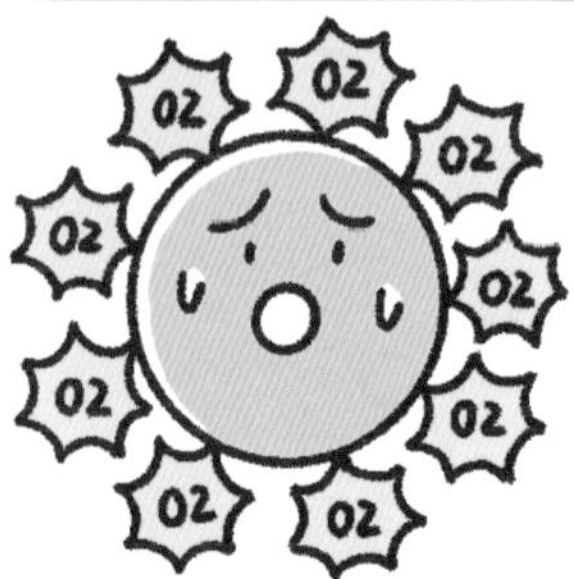

細胞を構成するたんぱく質や脂質が、体内で発生する活性酸素によって酸化する（傷つけられる）ことを意味する。これを防ぐ働きを抗酸化作用という。

体が錆びる

本来「錆びる」とは金属が空気中の酸素と化学変化を起こして酸化すること。転じて、「体が錆びる」とは体が酸化することを意味する。

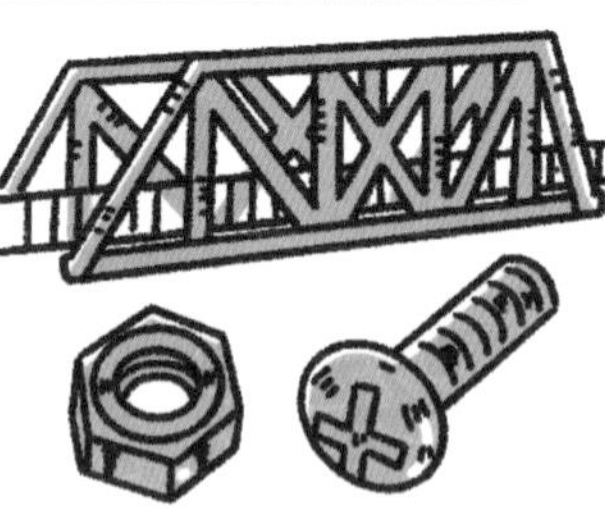

抗酸化作用があるポリフェノール

ポリフェノールはほとんどの植物に含まれ、数千種類がある。

アントシアニン

赤ワインなどに含まれる。強力な抗酸化作用や血栓を予防する働きなどが期待されている。

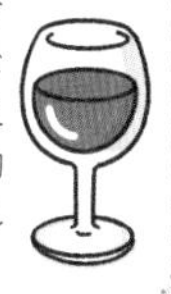

イソフラボン

大豆などのマメ科の植物に多く含まれている。女性ホルモンに似た働きをする。更年期障害の緩和や動脈硬化、冷え性の予防と改善の効果が期待されている。

カカオポリフェノール

カカオに含まれるポリフェノール類の総称で、個別の物質ではない。抗酸化作用だけでなく、疲労回復効果や高血圧の改善、動脈硬化の予防が期待される。

カテキン

紅茶や緑茶に含まれている渋みのある物質。抗菌作用や口臭予防の効果があるとされる。

クロロゲン酸

コーヒー豆に多く含まれている。抗がん作用や、糖尿病発症リスクの低減、食後の血糖値の上昇を抑えたり、血圧を下げる効果が期待されている。

ケルセチン

玉ねぎの皮、柑橘類、緑茶に多く含まれている。高血圧改善や体脂肪低減効果が期待されている。

タンニン

赤ワインに豊富に含まれている。渋み成分であり、カテキンと同じく緑茶にも含まれている。抗菌作用、抗酸化作用、抗アレルギー作用が期待されている。

ナスニン

ナスに含まれている特有のポリフェノール。ナスの紫色の成分で、アントシアニンの一種。アントシアニンと同じく、抗酸化作用があると期待されている。

ルチン

そばや柑橘類に含まれているポリフェノール。動脈硬化や脳卒中の予防、高血圧の改善など、血管の健康を保ち血流をよくする効果が期待されている。

まったく関係ありません。「体の錆び」を招くのは、体内で発生する活性酸素（P128参照）です。活性酸素の強い酸化作用により、**細胞を構成しているたんぱく質などが酸化することを「体が錆びる」と表現しているのです。**この酸化を防止するのが抗酸化作用です。

ポリフェノールの多くはこの抗酸化作用を持っています。ポリフェノールはフラボノイド系と、非フラボノイド系に大別されます。数千種類以上あり、上記で紹介したものはほんの一部です。ほとんどすべての植物に含まれているため、身近な食べ物から摂取しやすい機能性成分です。

Finding

脳にイイ栄養素と集中力を高める栄養素

#DHA #EPA

集中力を維持する糖質を腹八分目で

脳のためには、魚に多く含まれるDHAやEPAがよいといわれます。

DHA（ドコサヘキサエン酸）とEPA（エイコサペンタエン酸）は不飽和脂肪酸のうちの、多価不飽和脂肪酸（P105参照）です。DHAは脳機能維持に重要な栄養素で、不足すると認知機能低下やうつ病の発

魚を食べると頭がよくなる?

DHA と EPA は不飽和脂肪酸。DHA や EPA は体内で合成できないため、食品からとる必要がある。サバやサンマなどの青魚に多く含まれる。

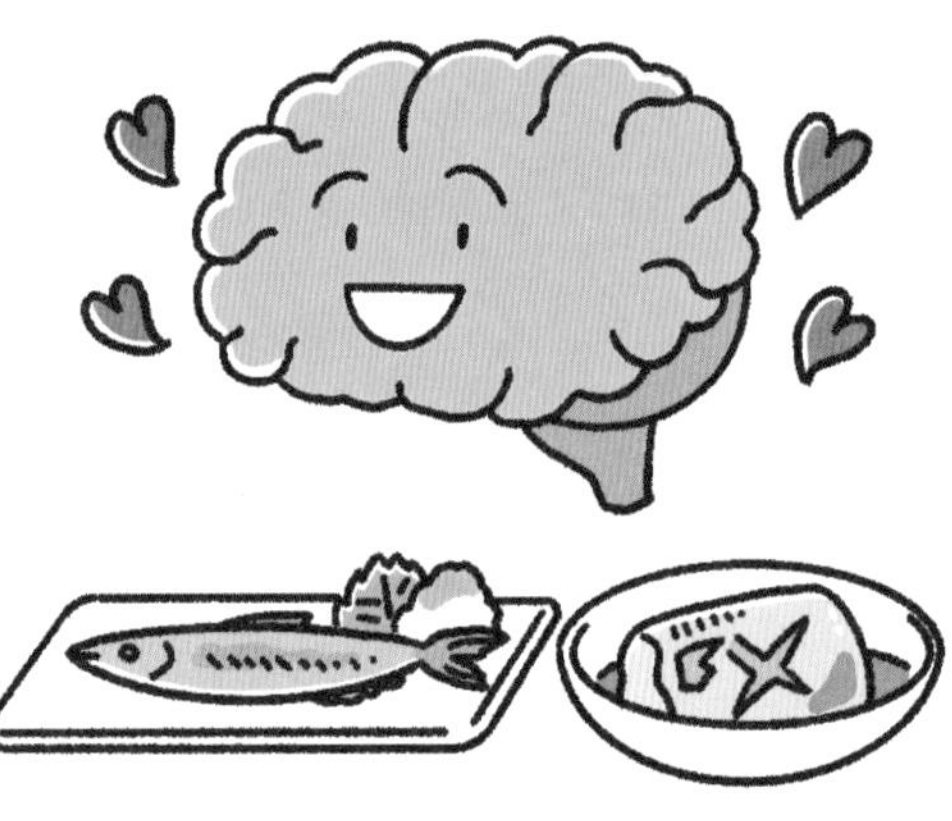

DHA が不足すると、記憶力や認知機能が低下する可能性があるのは確かだが、かといって「魚を食べると頭がよくなる」わけではない。

集中力を高めるにはおにぎりがおすすめ！

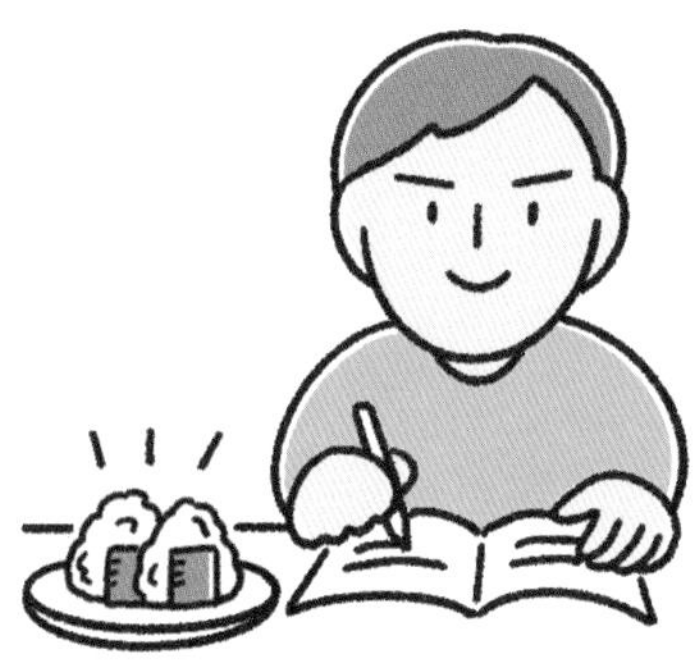

勉強などで頭を使うときは脳が普段以上に多くのエネルギーを使う。エネルギーが足りないと集中力が途切れるため、エネルギー源の糖質補給が大切。食べ過ぎると眠くなるため、小さめのおにぎりなどがよい。

甘い物ばかりはおすすめしない

糖質といっても、飴やタブレットのラムネなど甘い糖類は体内吸収が速く、すぐエネルギーとして使われてしまうため、集中力は長続きしない。米などのでんぷんを含む食品は消化に時間がかかる分、集中力が長続きする。

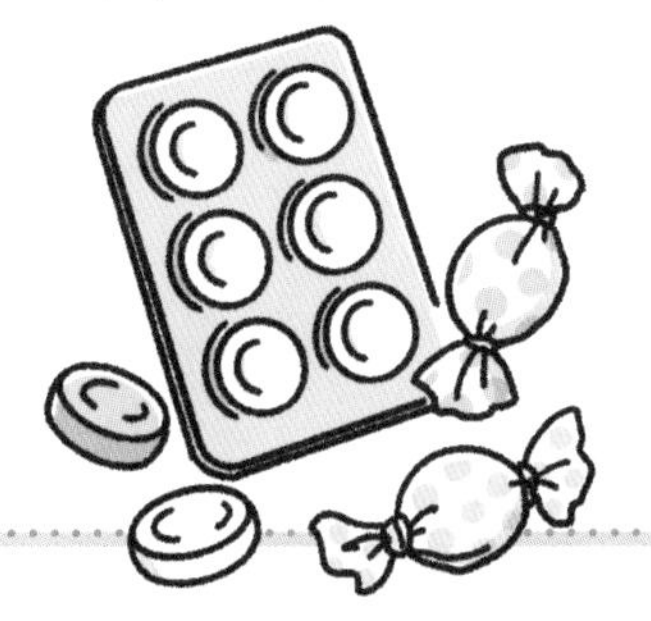

症にも影響するといわれています。ＥＰＡは脳機能を維持するだけでなく、血液の循環をよくして、脳梗塞を予防する効果があります。

仕事や勉強で集中力を高めたいときに補給したい栄養素は、糖質です。脳はエネルギーの大部分を糖質でまかなうため、糖質をメインにした食事をとるとよいでしょう。とはいえ、**甘い糖類は代謝が速いため、集中力が長続きしません。**消化に多少時間のかかるほうが、集中力維持には効果的です。おにぎりやうどん、パスタなどを、食べ過ぎない程度にとりましょう。食べ過ぎて眠くなってしまっては元も子もありません。

Finding

アルコールの糖質量とエネルギー量

#醸造酒 #蒸留酒

糖質はお酒だけじゃなくおつまみも要チェック

お酒にも糖質は含まれています。ビールや日本酒など「醸造酒」は、麦やお米のでんぷんから醸造されるため、成分に糖質が残ります。

一方「蒸留酒」は醸造したお酒を蒸留し、アルコールと香気成分のみを抽出するため、糖質は残りません。

同じ日本酒でも「甘口」と「辛口」

蒸留酒は糖質0

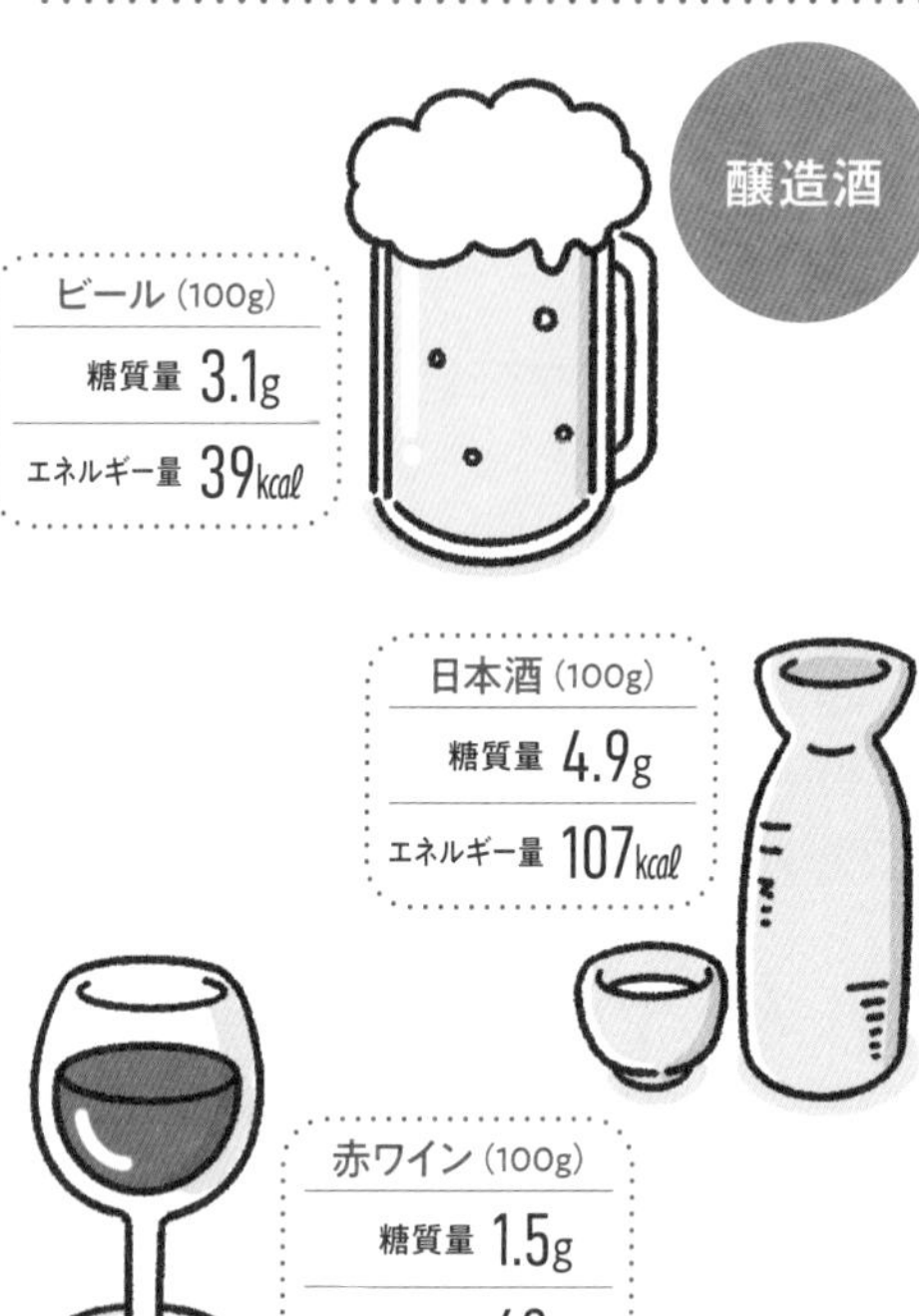

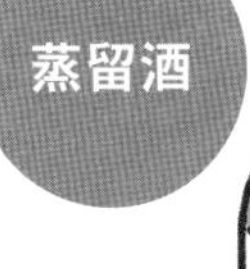

焼酎（100g）
糖質量 0g
エネルギー量 203kcal

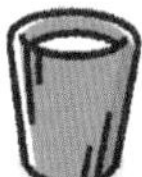

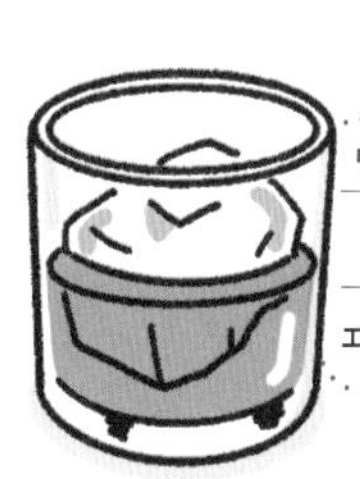

ウィスキー（100g）
糖質量 0g
エネルギー量 234kcal

ジン（100g）
糖質量 0g
エネルギー量 280kcal

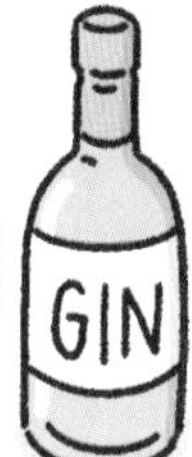

ちなみに…

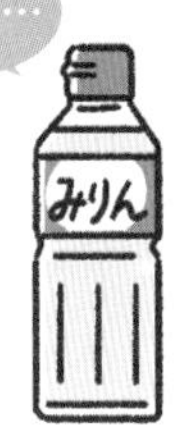

本みりん（100g）
糖質量 43.2g
エネルギー量 241kcal

その他の酒類の糖質量

白ワイン	2.0g/100g	ロゼワイン	4.0g/100g	紹興酒	5.1g/100g
発泡酒	3.6g/100g	梅酒	20.0g/100g	白酒	48.1g/100g

では成分的に「甘口」のほうが糖質量は多い傾向にあります。このように、**お酒に含まれる糖質量は、製造方法や種類によって変わります。**

お酒の糖質量を気にすることも大事ですが、そもそもアルコールそのものが1gで7キロカロリーのエネルギー源になります。蒸留酒は糖質ゼロとはいえ、アルコール度数の高いものが多いため、エネルギー量としては少なくないのです。ダイエットを成功させたいなら、アルコール自体を控えめにするのがよいでしょう。また、おつまみにも注意が必要です。おつまみも糖質量が少ないものや、エネルギー量の少ないものを選んでください。

Finding

適量を心がけよう！ アルコールが肝臓に及ぼす影響

#アセトアルデヒド #肝臓の働き

肝臓が疲弊する飲み方はNG 週2〜3日は休肝日を

肝臓の働きはおもに3つ。

エネルギー源となる栄養を蓄え必要に応じて利用する働き、体にとって有害な物質を解毒する働き、消化液の胆汁をつくる働きです。

お酒に含まれるアルコールは、肝臓の解毒作用により無毒化されます。肝臓内では酵素がアルコールをアセ

肝臓の3つの働き

1 栄養素を蓄える

肝臓に蓄えられた栄養素は必要に応じて血中に放出される。

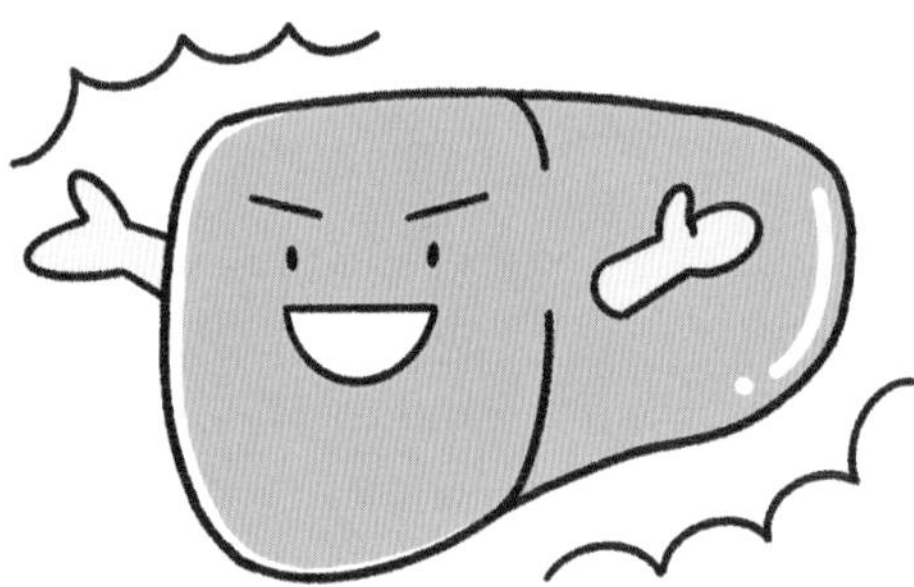

2 解毒する

アルコールや薬剤、アンモニアなど、有害な物質を解毒する。

3 胆汁をつくり分泌する

脂肪の消化に必要な胆汁(アルカリ性)の合成や分泌を行なう。

休肝日が必要なワケ

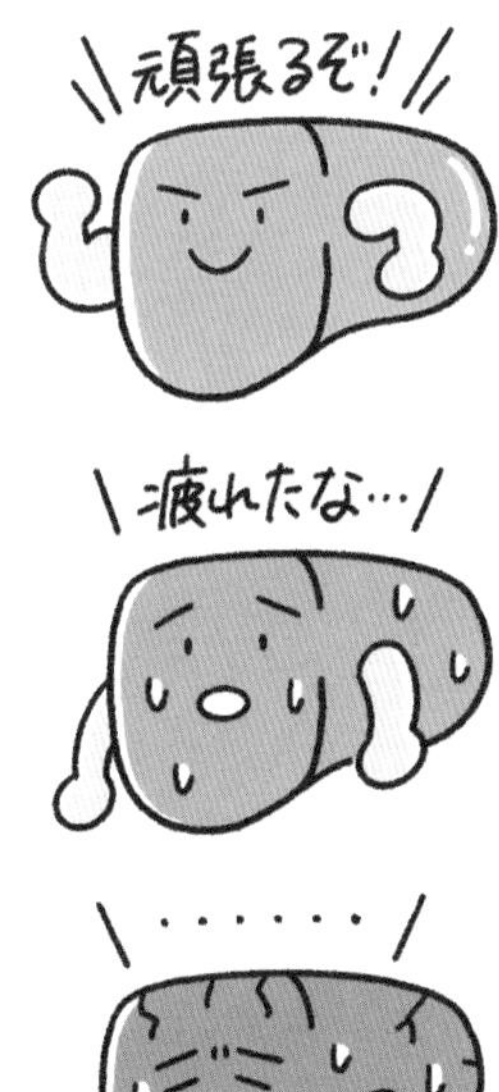

3つの働きをこなす肝臓。ただし、過剰量のアルコールを摂取すると分解に追われ徐々に疲弊していく。

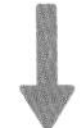

過剰な飲酒が続くと、肝細胞が傷つき、脂肪の分解が抑制される。肝臓に脂肪がたまる脂肪肝に。

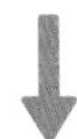

肝臓の炎症が慢性化すると、壊れた細胞はもとに戻らなくなり、肝線維症から肝硬変や肝がんになる。

適量を心がけ、週2〜3日は休肝日を!!

トアルデヒドという物質に変えます。アセトアルデヒドは最終的に無害な水と二酸化炭素に分解され、汗や尿などから体外に排出されます。問題はこのアセトアルデヒドです。お酒を飲み過ぎると大量につくられ、動悸や吐き気の原因に。また、過剰な飲酒が長期間続くと、アセトアルデヒドやその他の有害物が肝臓の細胞を傷つけ、脂肪の分解も抑制。脂肪肝や肝線維症となり、進行すると肝硬変や肝がんを引き起こします。

とはいえ、肝臓は再生能力も高いので、**休肝日をつくって飲み過ぎない**ようにすれば、お酒を楽しめます。厚生労働省の推奨では、純アルコール量で1日20gまでです。

二日酔いに効く栄養素

#二日酔いのメカニズム
#ビタミンU

二日酔いはさまざまな要因に合わせて対策しよう

二日酔いの経験はお酒好きなら誰でもあるものでしょうが、実は、二日酔いになるメカニズムはまだ明らかになっていません。

これまで二日酔いの原因は、アルコールが分解される過程でできるアセトアルデヒドだといわれていましたが、二日酔いになった人を検査し

二日酔いの要因

二日酔いの要因と考えられるもの

- 利尿作用による脱水症状
- アルコール性低血糖
- ホルモン異常
- 消化器官の炎症

など

さまざまな要因が絡んでいる

二日酔いから解放されるには

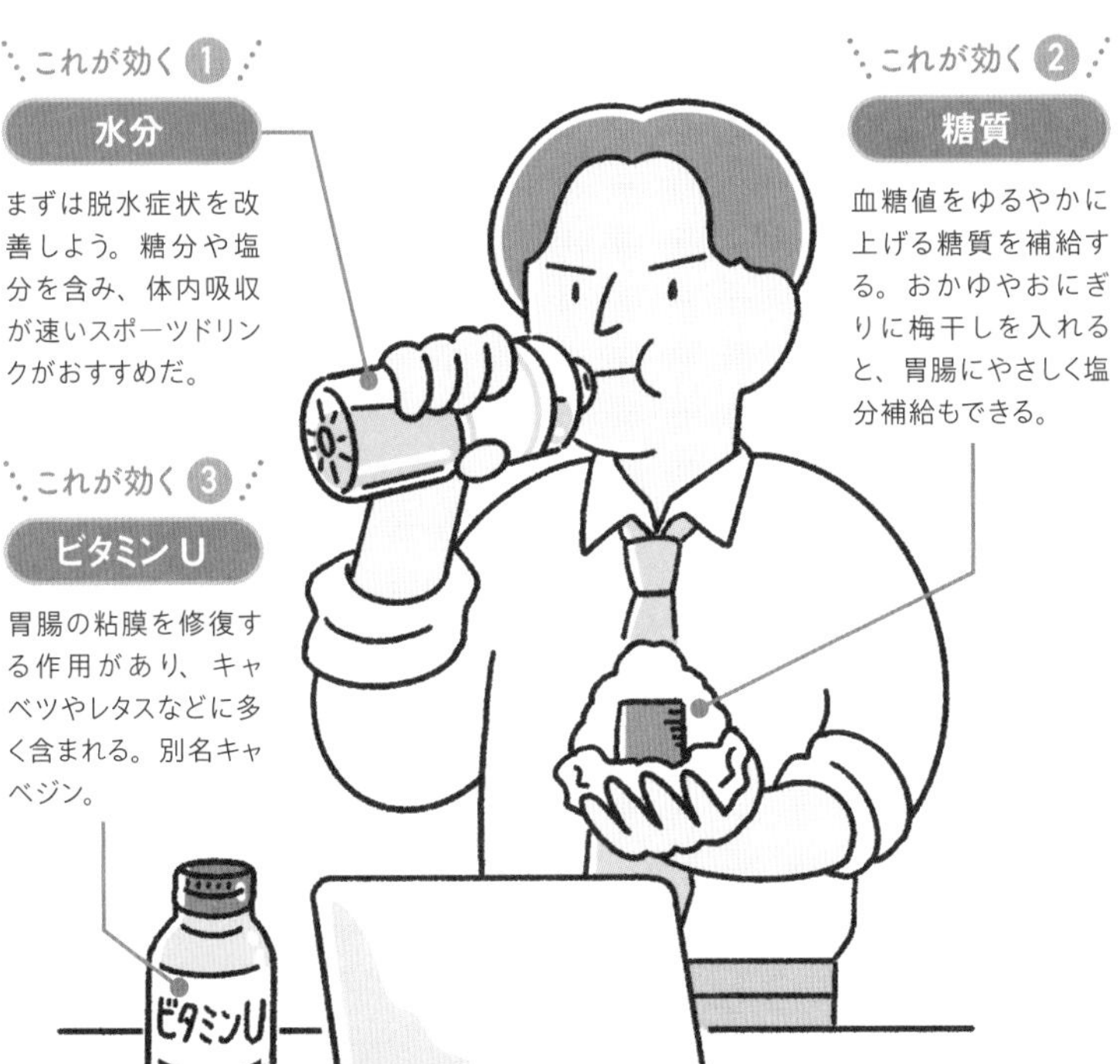

これが効く①
水分
まずは脱水症状を改善しよう。糖分や塩分を含み、体内吸収が速いスポーツドリンクがおすすめだ。
これが効く②
糖質
血糖値をゆるやかに上げる糖質を補給する。おかゆやおにぎりに梅干しを入れると、胃腸にやさしく塩分補給もできる。
これが効く③
ビタミンU
胃腸の粘膜を修復する作用があり、キャベツやレタスなどに多く含まれる。別名キャベジン。
ビタミンU

ても、アセドアルデヒドはほとんど検出されないことが判明しました。現在では、**二日酔いはさまざまな要因が関係していると考えられています。**有力なのは、アルコールの利尿作用による脱水、糖代謝のバランスが崩れたことによる低血糖状態、消化器官の粘膜の炎症などです。

となると、**二日酔い解消のためには、まずは水分補給が大事。**低血糖の改善には糖質を補うため、おかゆやおにぎりがおすすめです。粘膜の修復には、ビタミン様物質（P47参照）であるビタミンU入りのドリンクが効果的です。胃粘膜の保護には、飲酒前に牛乳やヨーグルトを飲むのもよいでしょう。

Question

イライラしている人は カルシウムが足りていない？

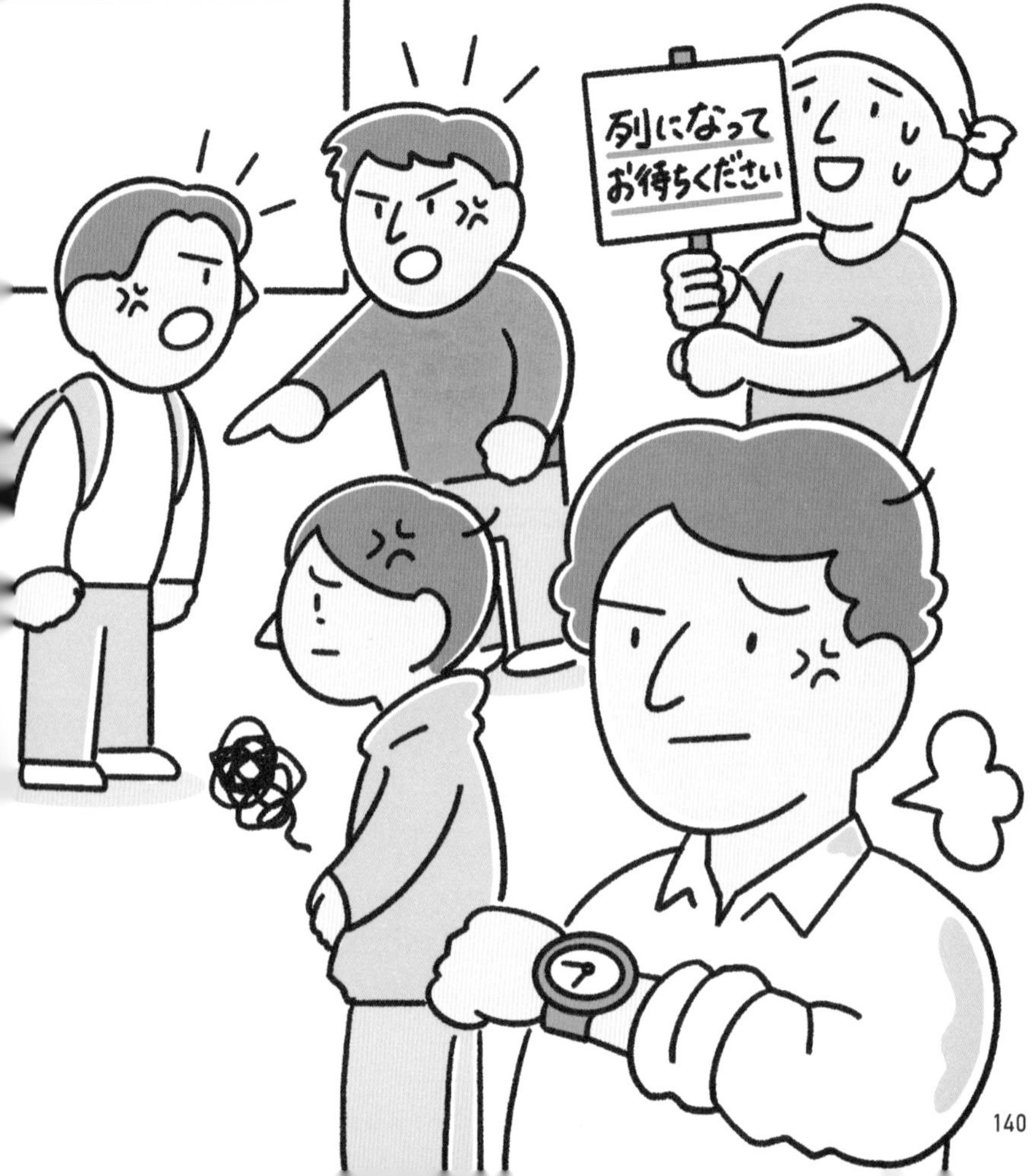

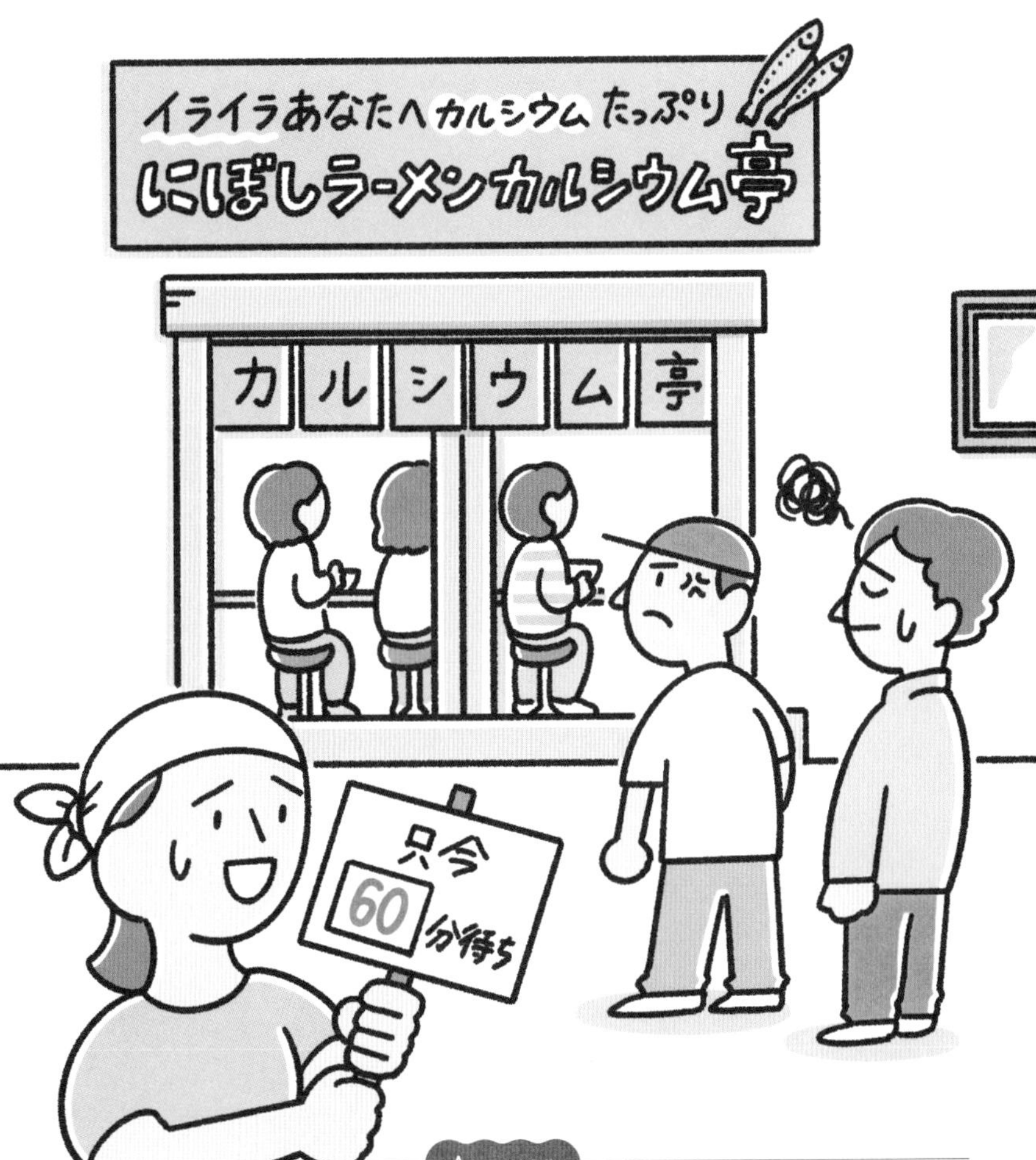
イライラあなたへカルシウムたっぷり
にぼしラーメンカルシウム亭
カルシウム亭
只今
60
分待ち

Answer

カルシウム不足で イライラするというのは嘘!

カルシウムは、神経細胞が情報伝達に必要な伝達物質を放出するときに使われます。カルシウムが足りないと、神経細胞が刺激に反応しやすく鋭敏になります。ただしこれは生理的な作用で、精神的にイライラするのはまた別の話です。

Answer

カルシウム不足でイライラするというのは嘘！

#カルシウムイオン

#交感神経

カルシウムイオンが情報を運ぶ

カルシウムイオンは
神経細胞間で情報を
伝達する物質の放出に必要

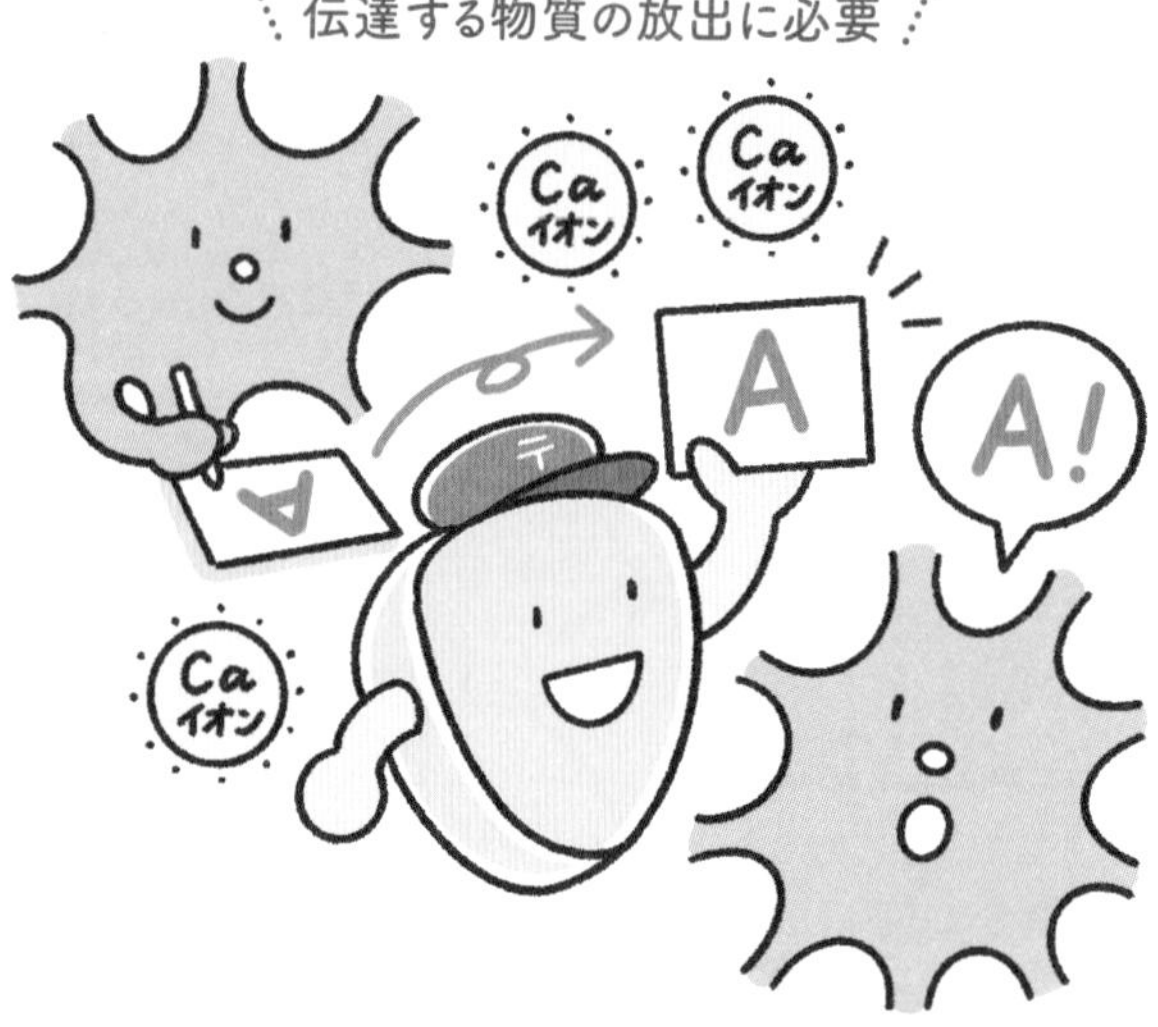

イライラとカルシウム不足は無関係。イライラの原因がカルシウム不足だとしたら、ヒトの骨はすぐにスカスカになってしまうだろう。

イライラの原因は空腹の可能性も

カルシウムは体内で、99％が骨と歯に、残り1％が血液と細胞に存在しています。神経細胞内ではカルシウムイオンとして存在し、神経間や筋肉への情報伝達をスムーズに行うために重要な働きをしています。万が一、神経細胞内のカルシウムイオンが不足しても、神経が反応に対

空腹だとイライラするのは本能

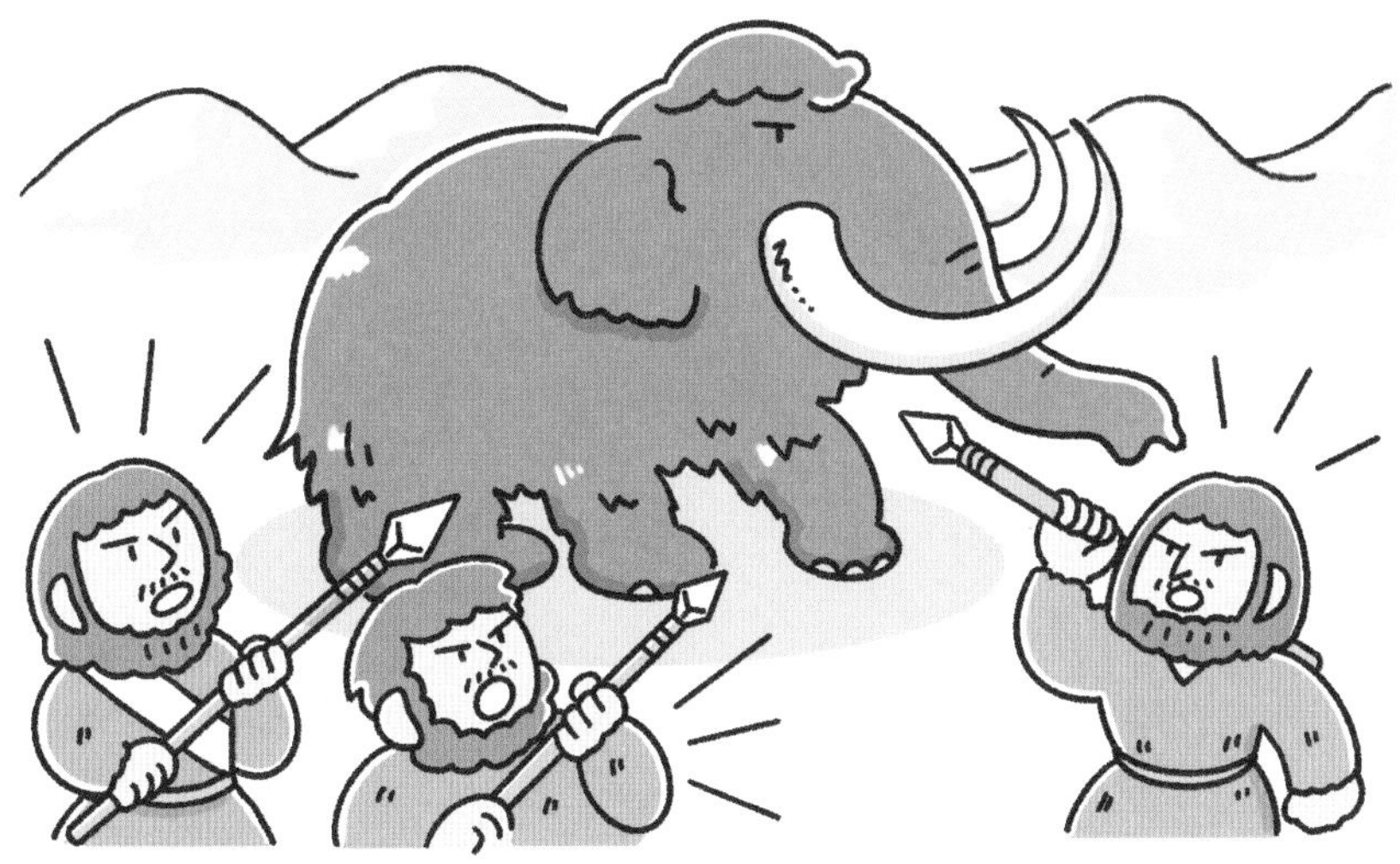

ヒトは空腹になると血糖値が下がり、交感神経が活発になる。交感神経が活発になるとイライラしてくる。これは狩猟を行っていた遠い昔からの本能。

空腹以外が原因のイライラやストレスには、柑橘類に含まれるリモネンなどリラックス効果が期待できる成分をとったり、睡眠をとり十分に休養したりして対応しよう。

して鋭敏になるよう変化することで情報伝達ができるようになります。このカルシウム不足の状態で神経が鋭敏になることが「カルシウム不足だとイライラする」という意味に曲解されたのかもしれません。

また、**ヒトは空腹だとイライラすることがあります**。これは交感神経の作用によるもので、食べることで解消されます。しかし、空腹以外の要因でイライラしている場合に食べることで解消しようとすると、いつしかそれが習慣になり、肥満や生活習慣病などの原因となってしまいます。イライラ解消やストレス発散のために食べ過ぎることは、健康にとってよくありません。

Finding

注目されているビタミンDのチカラ

#筋萎縮 #免疫機能 #認知症

さまざまな研究で注目度が増すビタミンD

ビタミンDは体内でカルシウムの吸収力を高め、骨や歯を丈夫にするという働きが知られていました。それに加えて近年は、筋肉とビタミンDの関係に注目が集まっています。ビタミンDの血中濃度が低下している人は筋肉量が少ないことや、筋力や歩行機能などの運動能力が落

ビタミンDの最新研究に注目!

筋萎縮との関係

筋力の低下している人がビタミンDを摂取すると、筋萎縮を抑えられることが研究で明らかに。1年間毎日ビタミンDを摂取した結果、歩行などの身体機能が改善したという報告もある。

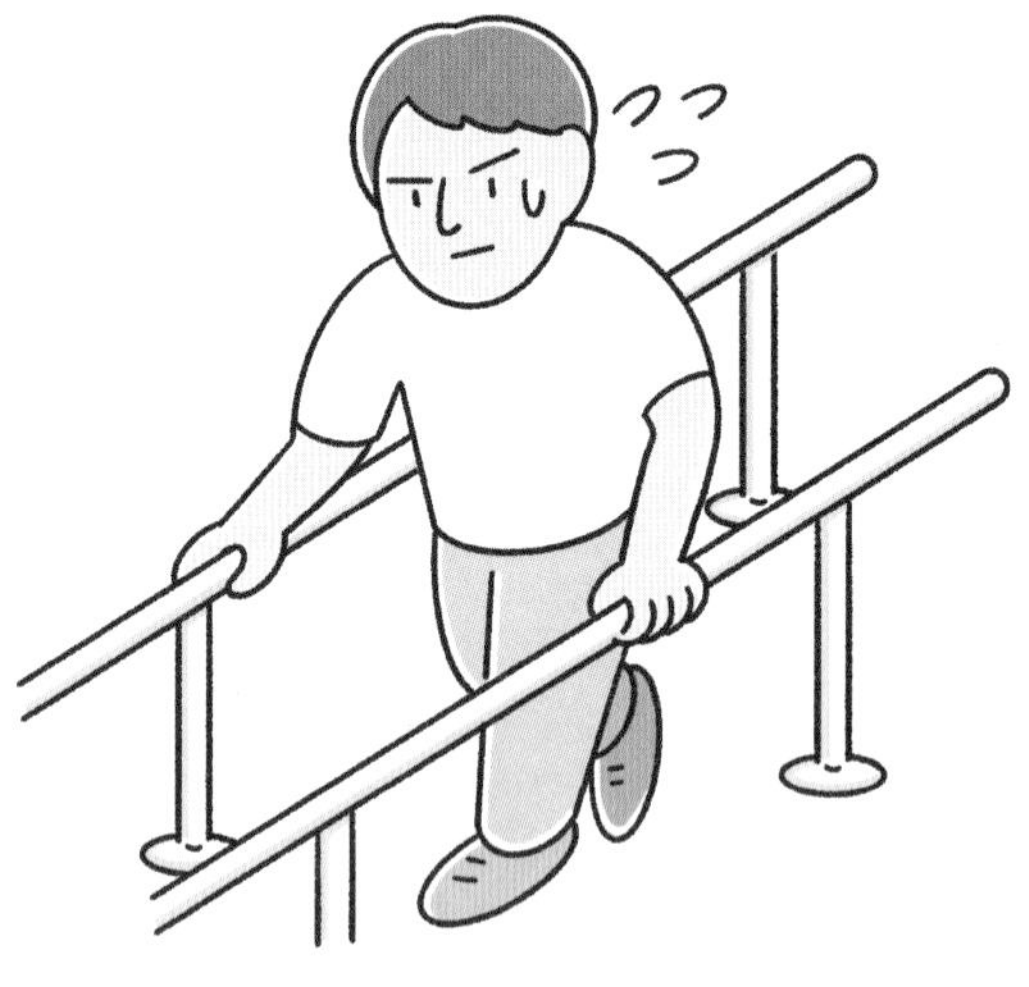

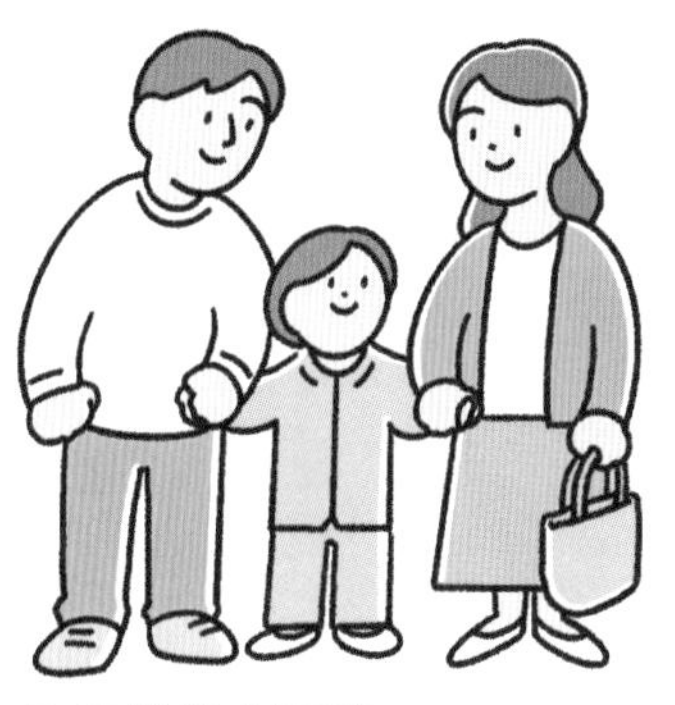

免疫機能を調整

ビタミンDは、ウイルスや細菌が体内に侵入してきたときに、免疫機能が働くよう調整する役目もある。

認知症のリスクを下げる

ビタミンDが不足すると脳の萎縮や、認知症のリスクが高まるという研究報告がある。

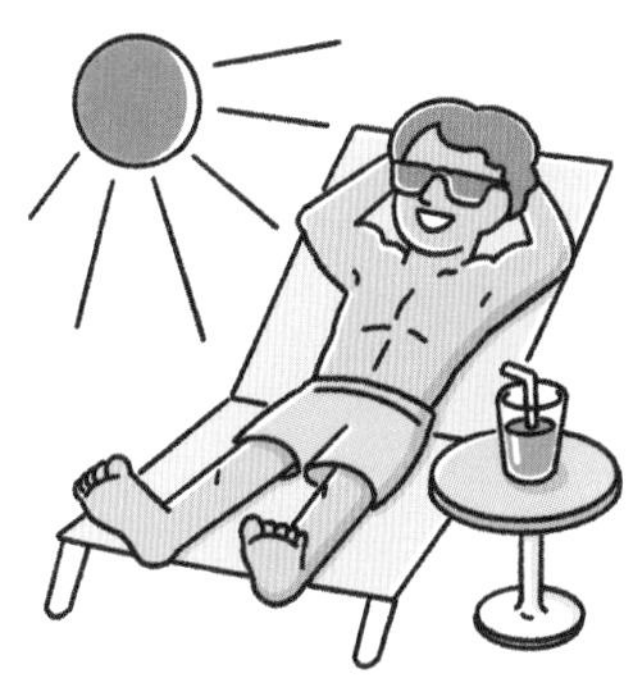

日光で体内合成

ビタミンDは、きのこ類や魚などから摂取できるほか、体内でも合成することができる。紫外線に当たると、皮膚下でビタミンDがつくられる。

ちていることが判明したのです。

さらに、メカニズムはまだ研究段階ですが、ビタミンDには**免疫機能を調整**したり、**認知症のリスクを下げたりする効果**があることもわかってきています。今後の研究でビタミンDの効果がさらに明らかになることでしょう。

ビタミンDは食べ物から摂取できるほか、**紫外線を浴びると皮膚の下で生成**されます。ところが最近は、日焼けを防ぐために日光にあたることが嫌われる傾向にあり、体内でつくる量が減っているそう。たまには手足だけでも日光を浴びてみてはいかがでしょう。晴れた日は15分、くもりの日は30分程度が目安です。

New & Old

薄毛には海藻よりもたんぱく質がイイ

#ケラチン　#亜鉛

OLD 海藻は髪にイイ?

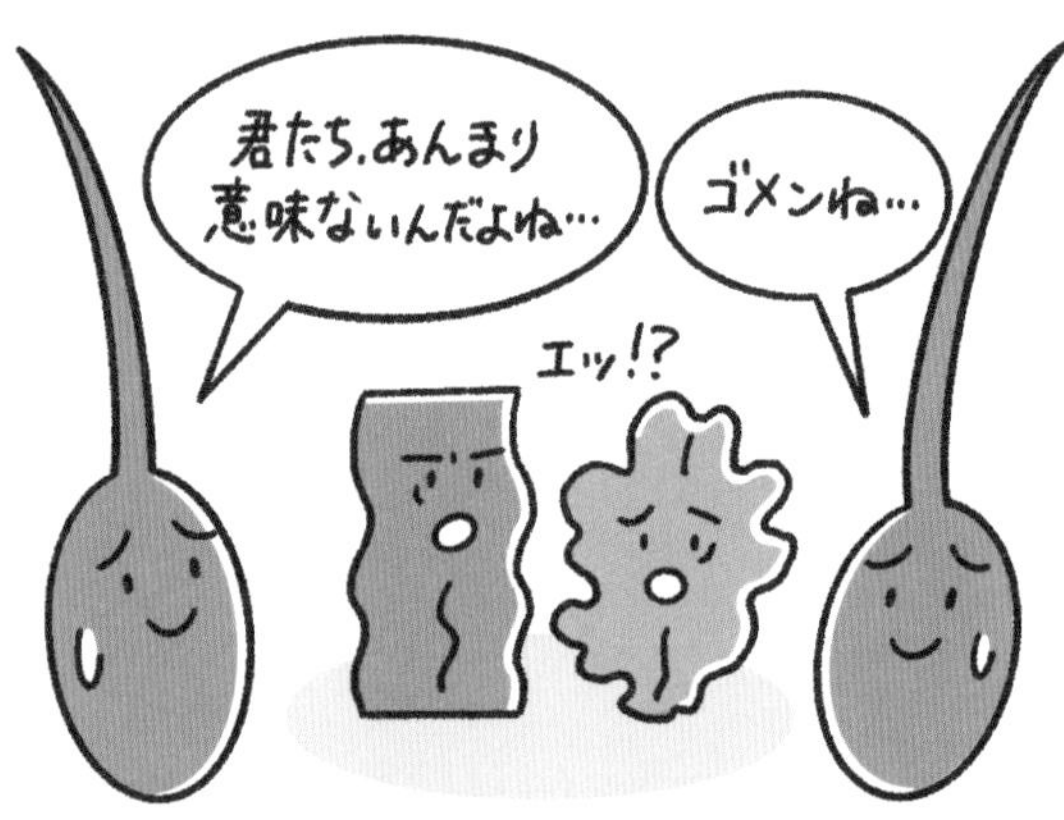

君たち.あんまり意味ないんだよね…
ゴメンね…
エッ!?

たしかに、海藻類に含まれるミネラルには、髪の主成分であるケラチンの合成をサポートする働きがある。それが、「海藻は髪にイイ」といわれた理由と考えられるが、実は、その効果に根拠はない。それよりも大切なのは、頭皮のケア。皮脂の分泌を抑え、髪の毛が育つ毛穴を健康に、清潔に保つことが大切だ。

薄毛対策にはたんぱく質と亜鉛を

長年、まことしやかに信じられてきた OLD「海藻は髪にイイ」というウワサには、栄養学的な根拠はありません。髪の毛の健康にとくに効果がある、というほどではなく、栄養学の世界ではあまり重視されていません。

薄毛対策をするなら、やみくもに海藻を食べるよりも、髪の毛が丈夫に育つよう頭皮を清潔に保ち、NEW **栄養バランスのとれた食生活をするほうが大切です。**髪の毛はおも

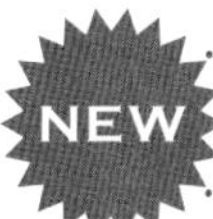

たんぱく質をしっかりとろう

たんぱく質
髪の主成分のケラチンはたんぱく質の一種。ケラチン生成には、ササミや青魚、大豆などたんぱく質を多く含む食品がおすすめ。
亜鉛
ケラチン合成に必須のミネラル。牡蠣や豚レバーなどに多く含まれる。
頭皮を清潔に保ち
栄養バランスの
とれた食生活を
することが大切

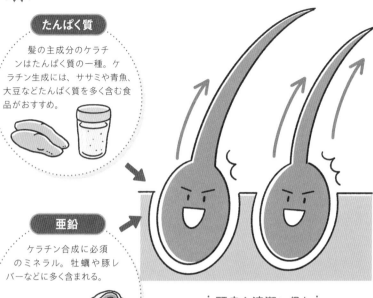

にケラチンというたんぱく質でできています（P43参照）。そのため、髪の毛を育てたいのなら、たんぱく質をしっかりとることが大切です。ただし、飽和脂肪酸の多い肉類などのとり過ぎは、皮脂の分泌を増やして頭皮にダメージを与えるため控えめにしましょう。

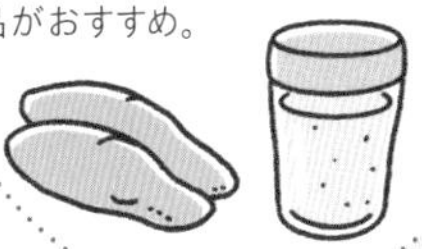

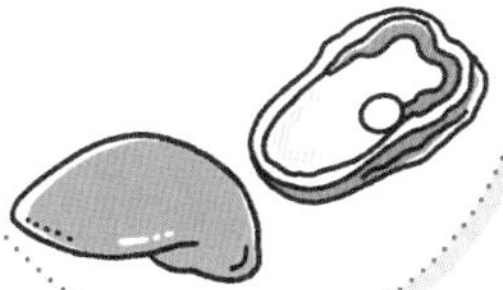

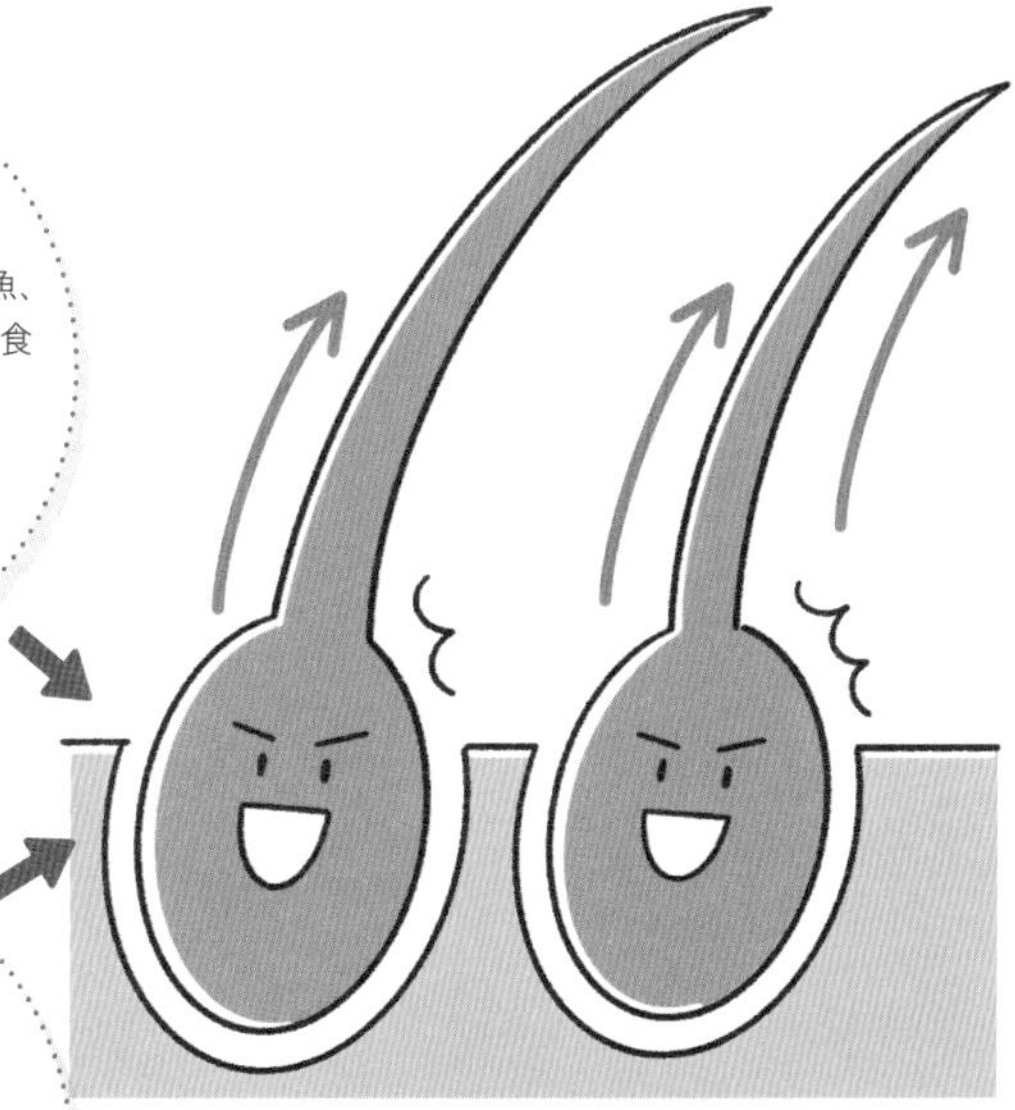

たんぱく質以外に意識してとりたいのは、牡蠣や豚レバー、うなぎなど亜鉛を多く含む食べ物です。亜鉛はケラチンの合成を助け、髪の毛の成長をサポートする働きがあることが知られています。

プラス
α

年齢とともに代謝は悪くなって当たり前

若さを保つ秘訣は筋力をキープすること

ヒトは加齢とともに、代謝が悪くなって食べる量が減っていきます。それでは年をとると、なぜ代謝は悪くなっていくのでしょう。

それは、**加齢により体全体の細胞数が減り、また1つ1つの細胞の機能も低下するため、必要なエネルギー量が減少していく**からです。加齢とともに代謝が悪くなるのはやむを得ないことなのです。

臓器の機能が低下することで消化吸収が悪くなり、胃もたれをしやすくなったり、食欲が低下したりしします。一方で、食べる量が減らないと、**使われずに**

余ったエネルギーは体脂肪として蓄えられるため、体脂肪だけは増えていきます。代謝が落ちてくると、肥満になりやすいともいえるでしょう。放置しておくと生活習慣病を引き起こすので、要注意です。高齢になるほど、病気を発症すると坂を転げ落ちるように体が衰えていきます。

代謝をできるだけ落とさないためには、エネルギー消費量の多い筋肉を維持することが大切です。すなわち、**運動を習慣化して筋肉量を落とさないようにしましょう。**できれば若いうちから運動習慣をつけるのがベストですが、40代、50代からでも、60代になってからでも大丈夫。10年後、20年後の若さと体力に明らかな差がつきます。

年齢とともに代謝が悪くなる

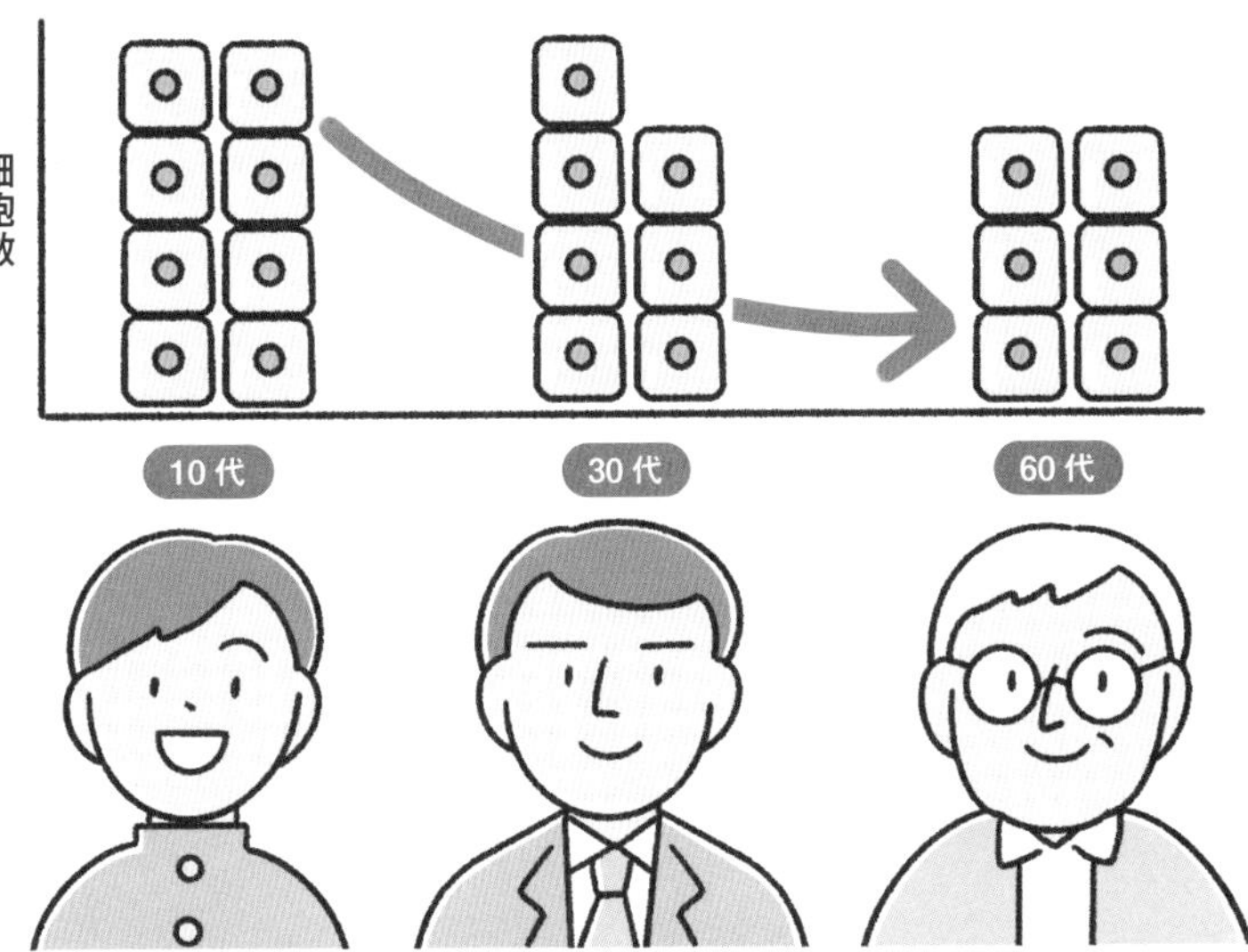

年齢とともに細胞数や細胞機能は低下する

細胞数が減ると必要なエネルギー量も減る

代謝が悪くなる

高齢者の肥満

代謝が悪くなる一方で、食べる量が減らず、運動習慣もないと肥満体型に。高齢者の場合はBMI21.5～24.9が望ましい(P.26・27参照)。

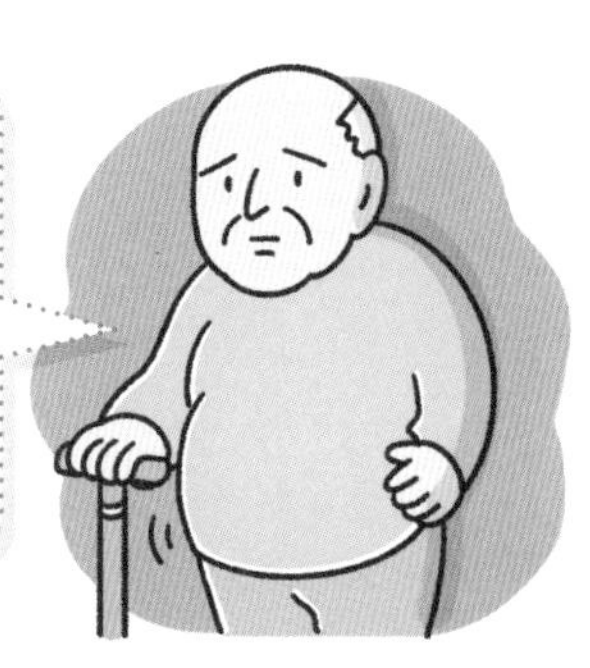

プラス α

ライフステージに合わせた栄養を

対策が急がれる 高齢者の栄養失調問題

現在のライフステージ別の栄養状況を見てみると、10代後半から20代の若い世代では、やせ過ぎの人が問題になっています。「太りたくない」「食事に使えるお金がない」などの理由で食事量が少ない傾向があり、将来的に骨粗鬆症などの病気になるリスクが高くなることが懸念されています。若いうちは、体をつくる大事な時期です。**栄養全般をしっかりとるようにしましょう。**

30~60代の男性で問題になっているのは肥満です。速食いや夜遅い食事、ストレスからくる食べ過ぎなどさまざまな要因が考えられます。そのままではメタボまっしぐらです。食事内容を見直し、夜遅く食べるのをやめる、運動をするなど、**できる範囲で生活習慣を改善してみてはいかがでしょう。**

高齢者で社会問題となっているのは、低栄養傾向の人の増加です。とくに、85歳以上に多く見られます。高齢者の肥満（P148・149参照）も問題ですが、低栄養は寝たきりなどにも直結することからより深刻です。「食欲や噛む力がない」「食べる気力がない」「長生きしても意味がないと感じる」などの理由で食べる量が減ることが原因と考えられています。**しっかり食べて健康に長生きをしたくなるような支援対策が急務となっています。**

世代ごとの栄養事情

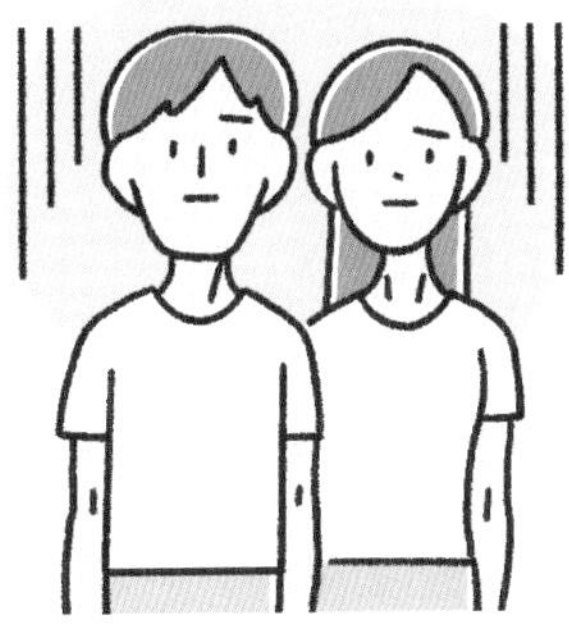

20代

やせ過ぎに注意

成長期の栄養不足は、将来的に骨粗鬆症などの病気のリスクを高める。骨密度のピークは20歳ごろ。それ以降は減る一方で、とくに若いときのやせ過ぎの女性は更年期以降、骨がスカスカになることも。

30〜60代（とくに男性）

肥満に気をつけて

肥満はメタボや生活習慣病を引き起こす。今一度、食事内容を本気で見直してみよう。また、少しずつ運動習慣を身につけることも大切。

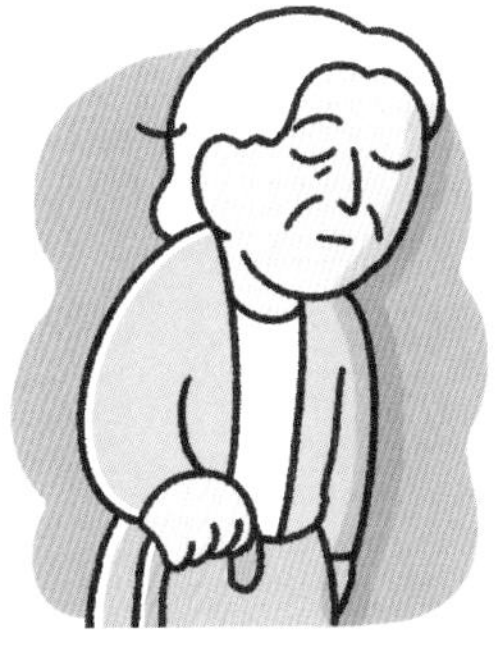

高齢者

栄養失調は社会問題

とくに独り暮らしの高齢者は孤独感や面倒であるなどの理由から食事量が減り、栄養失調になる人も少なくない。周囲が見守りつつ、「元気に長生きしたい」と思うような生き甲斐を見つけてもらうことが大切だ。

用語集

本編に登場した語句の中から、 おもに栄養素やそれに関わる
構成成分について、 用語集としてまとめました。
本編では紹介しきれなかった情報も中にはありますので、
本文と合わせてより深い理解に役立ててください。

亜鉛
P59,91,147

微量ミネラル。細胞の生成や、味覚障害を防ぐ働きがある。牡蠣やレバー、牛肉などに豊富に含まれる。

アミノ酸
P42,78

たんぱく質を構成する最小単位。人体のすべてのたんぱく質は20種類のアミノ酸から成る。必須アミノ酸と非必須アミノ酸に分けられる。

イオウ
P59

多量ミネラル。皮膚や爪、髪の成分になり、エネルギー代謝に関わる。肉や魚介、卵などに豊富に含まれる。

塩素
P59

多量ミネラル。細胞外液の主成分で、体液の浸透圧を正常に保つ。おもに食塩で摂取する。

カリウム
P59

多量ミネラル。細胞内の浸透圧を維持したり、心臓や筋肉の機能を調整する。ほとんどの食品に含まれ、とくに植物性食品に多い。

カルシウム
P31,59,60,142

多量ミネラル。人体に最も多いミネラル。骨をつくるほか、神経伝達にも関わる。乳製品や小魚に多く含まれる。

機能性成分
P70,130

五大栄養素以外で、ヒトの体によい影響をもたらす成分のこと。食物繊維やフィトケミカルなど。

グリコーゲン
P84

体内でブドウ糖から合成される糖質。肝臓や筋肉に貯蔵されるエネルギー源。

食物繊維
P37,64

炭水化物の一種。ヒトは消化できないため、エネルギー源にならない。第六の栄養素とも呼ばれる。

セレン
P59

微量ミネラル。活性酸素の分解を助け、老化予防に役立つ。レバーや魚介に含まれている。

炭水化物
P36

炭水化物を構成するのは糖。ブドウ糖をはじめとする「**単糖類**」が最小単位で、単糖類が2つ結合したものが麦芽糖などの「**二糖類**」、単糖類が3～9個結合したものがオリゴ糖などの「**少糖類**」、10個以上結合したものを「**多糖類**」と呼び、これにはでんぷんや食物繊維が含まれる。

たんぱく質
P23,36,42,147

体を構成する主要栄養素。数十個のアミノ酸が結合したものをペプチド、それ以上のアミノ酸が結合したものをたんぱく質と呼ぶ。筋肉、血液、皮膚、骨、爪、髪の毛、酵素やホルモンなど、体の約20%を構成している。

鉄
P59,60

微量ミネラル。多くは赤血球に存在し、酸素の運搬を助ける。レバー、肉、魚介に豊富に含まれる。

クロム
P59

微量ミネラル。インスリンの働きをサポートし、糖代謝を正常にするほか、コレステロールやたんぱく質の代謝にも関わる。肉や魚介、穀類に含まれる。

コバルト
P59

微量ミネラル。ビタミンB_{12}の構成成分。赤血球の生成や、神経機能の働きにも関係する。レバー、貝類などに含まれる。

コレステロール
P40,106,108

脂質の一種。細胞膜やホルモンの材料になる。たんぱく質に覆われてリポたんぱく質となり、血流で体中に運ばれる。**LDL（悪玉コレステロール）**は肝臓で合成されたコレステロールを全身に運び、**HDL（善玉コレステロール）**は逆に回収をする。

脂質
P23,36,40,91

エネルギー産生栄養素のひとつ。エネルギー源となるほか、細胞膜やホルモンの構成成分にもなる。中性脂肪、コレステロール、リン脂質に分類される。

脂肪酸
P41

炭素と水素と酸素でできていて、脂質の構成成分になる。この炭素の結合の仕方によって飽和脂肪酸と不飽和脂肪酸の2種類に分けられる。脂肪酸の種類によって体内での働きが異なる。

ビオチン
P48,53

水溶性ビタミン。エネルギー代謝を助ける。レバーや種実類に豊富。

ビタミン
P37,46

微量で人体の働きを正常に保つ有機物。体内では合成できないか、わずかな量しか合成できないため、食べ物から摂取する必要がある。エネルギー代謝、体の組織をつくる、生体機能を維持するなど、ほかの栄養素の働きをサポートする。

ビタミンA
P31,46,50,54

脂溶性ビタミン。皮膚や目の健康に不可欠。レバーや緑黄色野菜に豊富。

ビタミンB_1
P48,52,54

水溶性ビタミン。糖質の代謝を助け疲労回復に役立つ。豚肉に豊富に含まれる。

ビタミンB_2
P48,52

水溶性ビタミン。三大栄養素の代謝をサポートする。レバーや卵に豊富。

ビタミンB_6
P48,52

水溶性ビタミン。多様な生理作用をサポートする。さまざまな食品に含まれる。

銅
P59

微量ミネラル。貧血を予防し、酵素の材料にもなる。シャコや牡蠣などの魚介やレバーに含まれる。

糖質
P23,38,91,118,122,134,139

重要なエネルギー産生栄養素のひとつ。炭水化物のうち、ヒトが消化できるものを指す。

糖類
P122

単糖類と二糖類の総称。「糖類」という呼称はおもに食品表示において使用される。

ナイアシン
P48,52

水溶性ビタミン。エネルギー代謝を助ける。肉や魚介、きのこに豊富。

ナトリウム
P30,59

多量ミネラル。血液や細胞外液に多く存在する。食塩で摂取できる。

パントテン酸
P48,52

水溶性ビタミン。ホルモン合成などに関わり、多くの食材に含まれる。

必須アミノ酸
P80

体内で十分な量を合成できないため、食事で摂取する必要のあるアミノ酸。9種類ある。

非必須アミノ酸
P80

体内で十分な量を合成できるアミノ酸。11種類ある。

フィトケミカル
P37,70

植物に含まれる機能性成分。数千種類以上ある。第七の栄養素ともいわれる。

ブドウ糖
P38,84,118

単糖類の一種。別名グルコース。食事からとった糖質が分解され、最終的にはブドウ糖になって吸収される。重要なエネルギー源。

不飽和脂肪酸
P40,104

植物油や魚に含まれる脂肪酸。脂肪酸を構成する炭素の間に二重結合という構造を持っている。二重結合が1つしかないものを**一価不飽和脂肪酸**、2つ以上あるものを**多価不飽和脂肪酸**に分類する。さまざまな健康効果があると期待されている。

飽和脂肪酸
P40,104

おもに肉の脂に含まれる脂肪酸。二重結合がない。中性脂肪のもとになる。

ビタミンB_{12}
P48,52

水溶性ビタミン。赤血球の生成や末梢神経の働きを助ける。動物性食品に含まれる。

ビタミンC
P47,48,53,91

水溶性ビタミン。コラーゲン合成に関わり、抗酸化作用がある。野菜や果物に豊富。

ビタミンD
P31,46,50,53,54,91,144

脂溶性ビタミン。カルシウムの吸収に関わる。紫外線を浴びると皮膚で生成される。魚介やきのこに豊富。

ビタミンE
P46,50,53

脂溶性ビタミン。抗酸化作用がある。植物油や種実類に豊富。

ビタミンK
P47,50,53

脂溶性ビタミン。止血に関わる。緑色の野菜や発酵食品に含まれる。

ビタミン様物質
P47

ビタミンと似たような働きを持つ有機物。必ずしも食事で摂取しなくてもよいため、ビタミンには含まれない。

ヨウ素

P59

微量ミネラル。甲状腺ホルモンの材料になる。海藻、魚介に豊富。

リン

P59

多量ミネラル。カルシウムに次いで体内に多いミネラル。骨の材料になる。肉や魚に豊富だが、インスタント食品や清涼飲料水にも使われているので、とり過ぎには注意したい。

リン脂質

P40

脂質の一種。細胞膜の成分になる。

マグネシウム

P59,60

多量ミネラル。骨の形成や血圧の調整に関わる。多くの食品に含まれている。

マンガン

P59

微量ミネラル。糖質・脂質の代謝に関わる。おもに植物性の食品に含まれる。

ミネラル

P37,58

無機質の栄養素。体内では合成できないので食事で摂取する必要がある。**多量ミネラルと微量ミネラル**に分けられ、生体のさまざまな機能の調整に関わるほか、人体を構成する物質にもなっている。

モリブデン

P59

微量ミネラル。尿の排出に関わるほか、さまざまな代謝に関わっている。多くの食品に含まれている。

葉酸

P31,48,52

ビタミンB群の一種。赤血球の生成を助けるほか、新陳代謝など新しい細胞の合成にも関わる。海藻などに豊富。

索引

おもな参考文献・資料

『一生役立つ　きちんとわかる栄養学 第3版』飯田薫子・寺本あい監修（西東社）
『食品成分最新ガイド　栄養素の通になる 第5版』上西一弘著（女子栄養大学出版部）
『筋肉をつくる食事・栄養パーフェクト事典』岡田隆・竹並恵理監修（ナツメ社）
『新体系看護学全書 人体の構造と機能②　栄養生化学』脊山洋右・島野仁・松島照彦編（メヂカルフレンド社）
『世界一やさしい！栄養素図鑑』牧野直子監修（新星出版社）
『眠れなくなるほど面白い　図解 栄養素の話』牧野直子監修（日本文芸社）
『運動・からだ図解　栄養学の基本』渡邉昌監修（マイナビ出版）
健康長寿ネット（長寿科学振興財団）
日本人の食事摂取基準2020年版（厚生労働省）
日本食品標準成分表2020年版八訂（厚生労働省）
令和元年国民健康・栄養調査報告（厚生労働省）
国立健康・栄養研究所HP
消費者庁HP
International society of sports nutrition position stand：protein and exercise（J Int Soc Sports Nutr.2017）

飯田薫子（いいだ・かおるこ）

お茶の水女子大学基幹研究院自然科学系教授。医師。博士（医学）。専門は代謝学、病態栄養学、臨床医学。筑波大学医学専門学群卒業。同大学大学院医学研究科修了。筑波大学大学院講師、コーネル大学客員研究員、お茶の水女子大学准教授を経て、2017年より現職。食や栄養の観点から、疾病の予防・治療について研究を行っている。著書に『臨床栄養学』、『疾病の成り立ち』（東京化学同人）、『一生役立つ　きちんとわかる栄養学』（西東社）などがある。

サクッとわかる ビジネス教養　栄養学

2023年10月15日　初版発行

監修者　飯田薫子
発行者　富永靖弘
印刷所　公和印刷株式会社

発行所　東京都台東区台東2丁目24　株式会社　新星出版社
〒110－0016　☎03(3831)0743

ISBN978-4-405-12024-2